암을 고치고 예방하는 110가지 방법

의학박사 **저르치 이르마이** 지음
김정숙(Markgraf) · 양영철 옮김

암을 고치고 예방하는 방법은 알려진것만도 100가지가 넘는다. 그래서 자신에게 맞는 방법을 찾는 것이 무엇보다도 중요하다. 가장 좋은 치료법과 예방법을 찾을 수만 있다면 암도 얼마든지 고치고 예방할 수 있다.

건강신문사
kksm.co.kr

고령화 시대, 치매와의 공존을 위한 종합 안내서

치매와의 공존

최신 치료, 진단, 예방, 관리에서 경제적 준비까지

특별 취재팀 취재
의료평론가 윤승천 편저

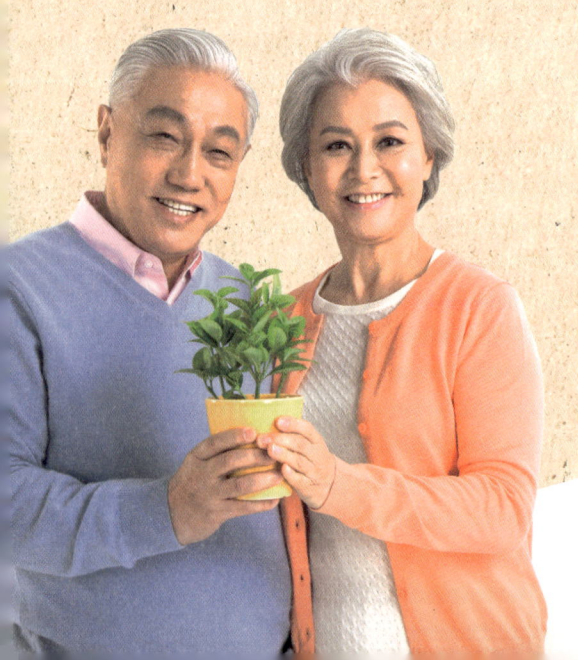

건강신문사
www.kksm.co.kr

전세계 대체의학의 선각자 막스거슨 박사의
암치료 식사요법의 비밀을 밝힌다.

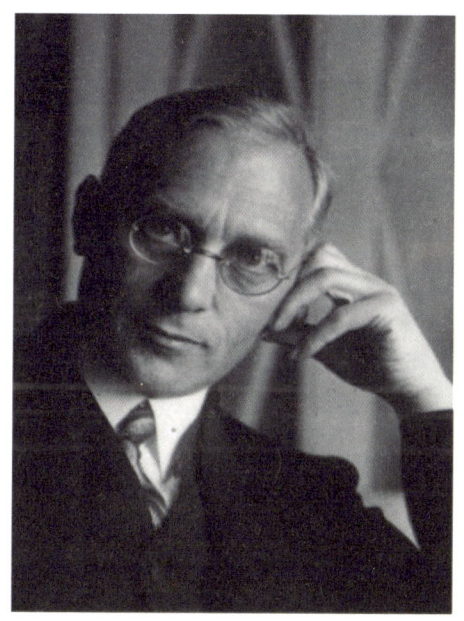

암을 고치는
막스거슨 식사요법의 비밀

의학박사 막스거슨 지음
한국자연건강학회 회장 김태수
의료평론가 윤승천 편역

건강신문사
kksm.co.kr

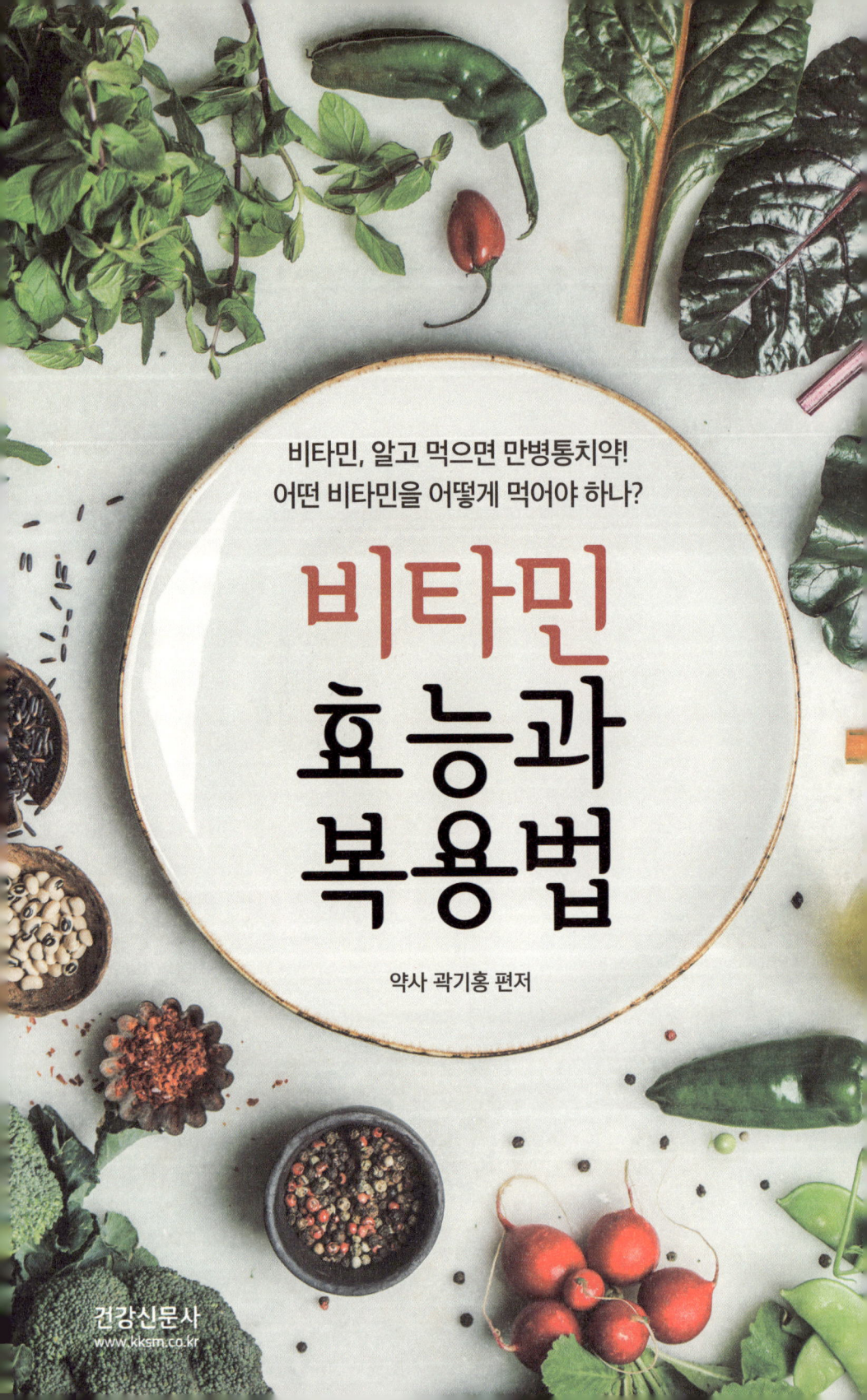

세계 최장수국 일본의 무병장수 비법
니시 건강법

세계 최장수국 일본의 무병장수 비법
니시 건강법

의학박사 **와다나베 쇼** 지음
자연건강회 회장 **김흥국** · 의료평론가 **윤승천** 편역

건강신문사

| 역자 서문

전인의학은 21세기 세계의학의 흐름

　힘든 세상살이에 대한 반동 때문일까. 최근 건강한 삶에 대한 관심이 늘고 있다. 단지 몸의 건강에만 관심을 두려는 움직임이 아니다. 신체뿐 아니라 우리의 마음, 나아가 전반적인 삶의 양식까지 건강하게 가꾸려는 사람들이 늘어간다.

　지친 몸과 마음의 힐링 열풍과 함께 사람들은 자연에 맞닿아 있는 삶, 자연과 더불어 사는 삶에 대해 고민한다. 그만큼 무분별한 산업화와 자본주의의 부산물로 오염된 삶에 지쳤기 때문이다. 소박하고 단순한 삶이 주는 건강과 행복에 눈을 떴기 때문이다.

　그런 움직임과 함께 최근 홀리스틱 의학(전인 의학 : 全人醫學)에 대한 관심이 커져간다. 반가운 일이다.

　홀리스틱 의학이란 장기 부위별이 아니라 몸 전체의 건강을 중시하며, 환자가 진료에 주체적으로 참여하는 의료법이다.

　'신체란 단순히 장기의 부분을 모은 집합체가 아니다. 전체로서 하나의 의미를 가지는 통일적인 조직이고 유기체이다.'라는 인식에서 생겨난 의학인 것이다.

인간의 몸을 부품의 결합으로 보는 현대서구의학의 한계에 대해 소비자들이 반기를 든 셈이다.

우리의 몸과 마음, 신체의 각 장기는 유기적으로 연관되어 있다. 현대를 살아가는 많은 이들의 몸이 병든 이유 역시 아픈 마음에 그 원인이 있다. 그들의 삶을 이해하고 아픈 마음을 어루만져주어야만 진정한 치유가 가능하다.

몸과 마음을 하나로 보고, 더 나아가 환자를 하나의 소우주로 이해하려는 자세가 필요하다. 이미 오래 전 이런 사실을 마음 깊이 이해하고 독창적인 건강법을 제시한 사람이 있다. 세계적인 자연의학자인 니시 가츠조 선생이다.

이미 반세기도 더 전에 만들어진 니시 선생의 건강법은 세월이 가도 그 빛이 바라기는커녕 오히려 더욱 많은 사람들에게 그 가치를 인정받고 있다. 그 이유는 어디에 있을까.

환경과 영향을 주고받는 복잡하고 섬세한 유기체로서 인체를 파악하는 니시건강법 특유의 관점 때문이다.

오염된 환경과 스트레스 속에서 살아가는 현대인들에게 니시건강법이 지닌 의미는 과거보다 크다. 니시건강법은 더 나아가 건강한 삶과 환경, 사회와의 관계에 대해 사유하게 한다.

니시 가츠조의 제자들 중에는 74명의 의사가 포함되어 있다. 이 책의 저자 와타나베 쇼 박사 역시 그들 중 한 명이다.

그는 1923년 일본 야마나시현(山梨縣)에서 태어나 1945년 홋카

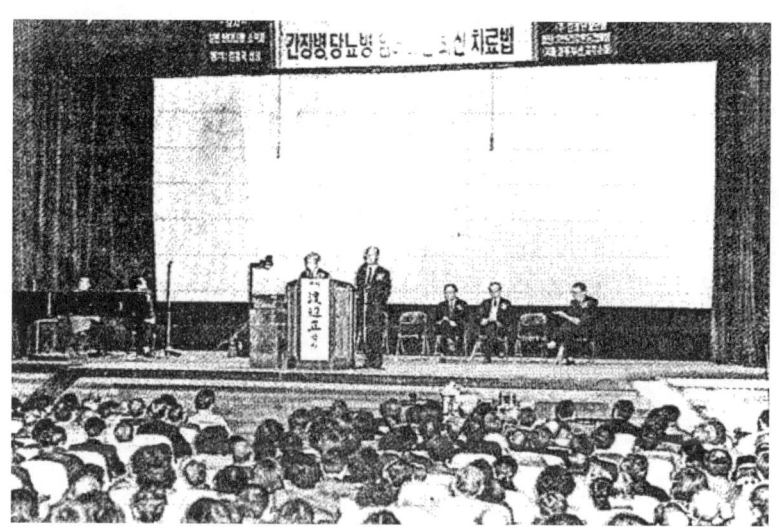

한국자연건강학회 김태수 회장의 초청으로 한국을 방문한 와타나베 쇼 박사가 세종문화 회관에서 강연하고 있다. (사진 오른쪽이 통역을 맡은 김흥국 회장)

이도(北海道)대학 의학부를 졸업했으며, 1953년에 의학 박사 학위를 받았다. 모교의 교수로 지내면서 니시 가츠조를 알게 되어 지금까지 그의 건강법을 널리 전하는 역할을 해왔다. 한국을 포함해서 미국, 브라질, 이스라엘, 중국 등에서 강연하며 큰 반향을 일으킨 바 있다.

이 책은 와타나베 쇼 박사의 저서를 한국의 실정에 맞게끔 편역한 것이다. 아무쪼록 이 책을 통해 독자들이 니시건강법에 대해 이해하고 실천하며, 더욱 건강한 삶을 누리기 바란다.

김흥국 · 윤승천

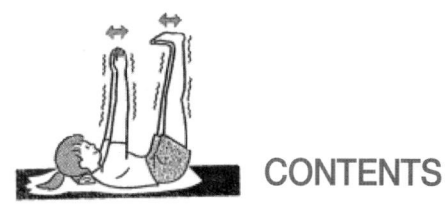

CONTENTS

역자 서문   전인의학은 21세기 세계의학의 흐름   5

1부. 왜 니시건강법인가

01. 왜 지금 니시건강법을 말하는가   15
02. 니시선생이 스스로 건강법을 창안하기까지   19
03. 증상이라는 자가치유법   26
04. 병을 키우는 현대의학   31

2부. 니시건강법이 말하는 잘먹고 잘사는 법

01. 니시건강법의 4대원칙   35
02. 척추가 바로서야 건강이 선다.   40
03. 발은 인체의 주춧돌   44
04. 숙변은 만병의 근원   48
05. 피부를 숨쉬게 하자   53
06. 혈액순환의 비밀병기 글로오뮈   60
07. 건강한 정신, 건강한 몸   67
08. 영양과잉이 문제되는 현대인의 식생활   73

09. 병을 치료하고 건강을 지키는 생채소즙	78
10. 하루 2L의 물로 건강을 지키자.	83
11. 비타민의 왕 비타민 C	87
12. 산과 알칼리의 균형을 맞추자	97
13. 1일 2식으로 활기찬 하루를	102

3부. 누구나 할 수 있는 니시건강법

01. 니시건강법의 6대법칙	109
02. 자면서 병을 고치는 평상침대	111
03. 경추의 부탈구를 고치는 딱딱한 베개	115
04. 금붕어운동	119
05. 혈액순환을 돕는 모관운동	122
06. 합장합척운동	125
07. 배복운동	130
08. 나체욕과 냉온욕	138
09. 발의 단련법	148

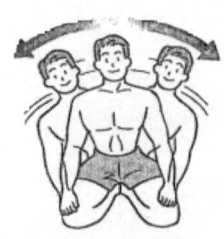

4부 니시건강법으로 스스로 고친다

01. 감기 155
02. 아토피성 피부염 160
03. 당뇨병 170
04. 고혈압과 동맥경화 178
05. 심장병 189
06. 위염과 위궤양 199
07. 결석증 206
08. 류머티즘 211
09. 암 217
10. 산부인과 질병 223
11. 알츠하이머형 치매 231
12. 간질환 235
13. 전염병에 걸리지 않는 생활법 243

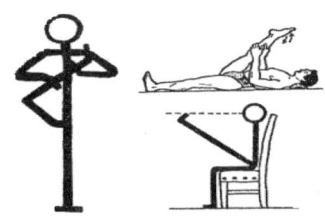

1부

왜 니시건강법인가

니시 선생은 오랫동안 동서고금의 많은 건강법을 연구하여 새로운 건강법을 창안했다. 현대의학이 눈부시게 발달한 오늘날에도 그가 만든 건강법은 빛을 바래기는커녕, 많은 사람들에게 더욱 그 가치를 인정받고 있다.

01 왜 지금 니시건강법을 말하는가

전인의학(전인의학)의 선구자, 니시가츠조

현대의학은 나날이 눈부시게 발전해간다. 의사는 CT나 MRI와 같은 첨단기기로 환자의 몸 깊숙한 곳까지 관찰할 수 있다. 신체 장기 내부를 직접 들여다보며 치료하려던 인류의 오랜 염원이 실현된 것이다.

불과 이십여 년 전만 해도 암의 발견은 곧 죽음을 의미했다. 암의 크기가 10cm는 되어야 발견할 수 있었기 때문이다. 그러나 지금은 화상기기와 혈청검사로 아주 작은 암조차 발견할 수 있게 되었다. 조기발견만 한다면 암은 더 이상 생명을 앗아가는 병이 아니다.

그러나 이와 같은 의학기술의 발달에도 불구하고 현대인들은 여전히 몸과 마음이 다 아프다. 게다가 치료과정 중에 더 건강을 해치기도 한다. 의약품의 갖가지 부작용과 의료사고의 가능성이 늘 우리를 따라다닌다.

의사는 환자를 직접 대하기보다 검사결과와 수치를 처리하기에 바쁘다. 환자의 안색을 살피기 전에 디지털데이터를 살핀다.

환자는 자신이 인격체가 아니라 단지 '환부가 있는 장소' 취급을 받는데 모멸감을 느낀다. 게다가 진료과정에서 환자는 철저히 소외된다. 자신의 몸임에도 불구하고 주도적으로 치료하고 관찰할 수 없다. 의사의 고압적인 지시에 따라 주사를 맞고 약을 먹고 수술대에 눕는다.

이처럼 의학기술의 발달은 더불어 인간부재의 의료시스템을 가져왔다. 게다가 서구의학의 기계론적 세계관으로는 인간을 부품의 집합으로 파악할 수밖에 없다. 즉 병을 환부의 이상으로만 생각하며 신체 내부의 유기적 관계를 고려하지 않는다. 극단적으로 말해 이상이 있는 부품을 교환하면 낫는다고 생각한다.

그러나 우리 몸은 기계가 아니다. 한 장기에 나타난 이상증세는 우리 신체에 전반적으로 문제가 있음을 드러낸다. 이런 사실을 고려하지 못하고 이상이 있는 신체 부위에만 집중하는 것은 숲은 보지 못하고 나무만 보는 셈이다. 현대의학은 분석의학에 중독되어 몸 전체를 일자(一者)로 보지 못한다.

최근 들어 현대의학의 모순을 깨닫고 환자를 치료과정에 참여시키려는 움직임이 일고 있다. 바로 '홀리스틱 의학(전인 의학 全人醫學)이다. 장기 부위별이 아니라 몸 전체의 건강을 중시하며, 환자가 진료에 주체적으로 참여하는 의료법이다.

'신체란 단순히 장기의 부분을 모은 집합체가 아니다. 전체로서 하나의 의미를 가지는 통일적인 조직이고 유기체이다.' 라는 인식에서 생겨난 의학이다. 그러나 이미 반세기도 넘는 옛날, 이런 문제의

식에서 출발해 독창적인 건강법을 완성한 사람이 있었다. 바로 니시건강법의 창안자 니시 가츠조 선생이다.

니시 선생은 오랫동안 동서고금의 많은 건강법을 연구하여 새로운 건강법을 창안했다. 현대의학이 눈부시게 발달한 오늘날에도 그가 만든 건강법은 빛을 바래기는커녕, 많은 사람들에게 더욱 그 가치를 인정받고 있다.

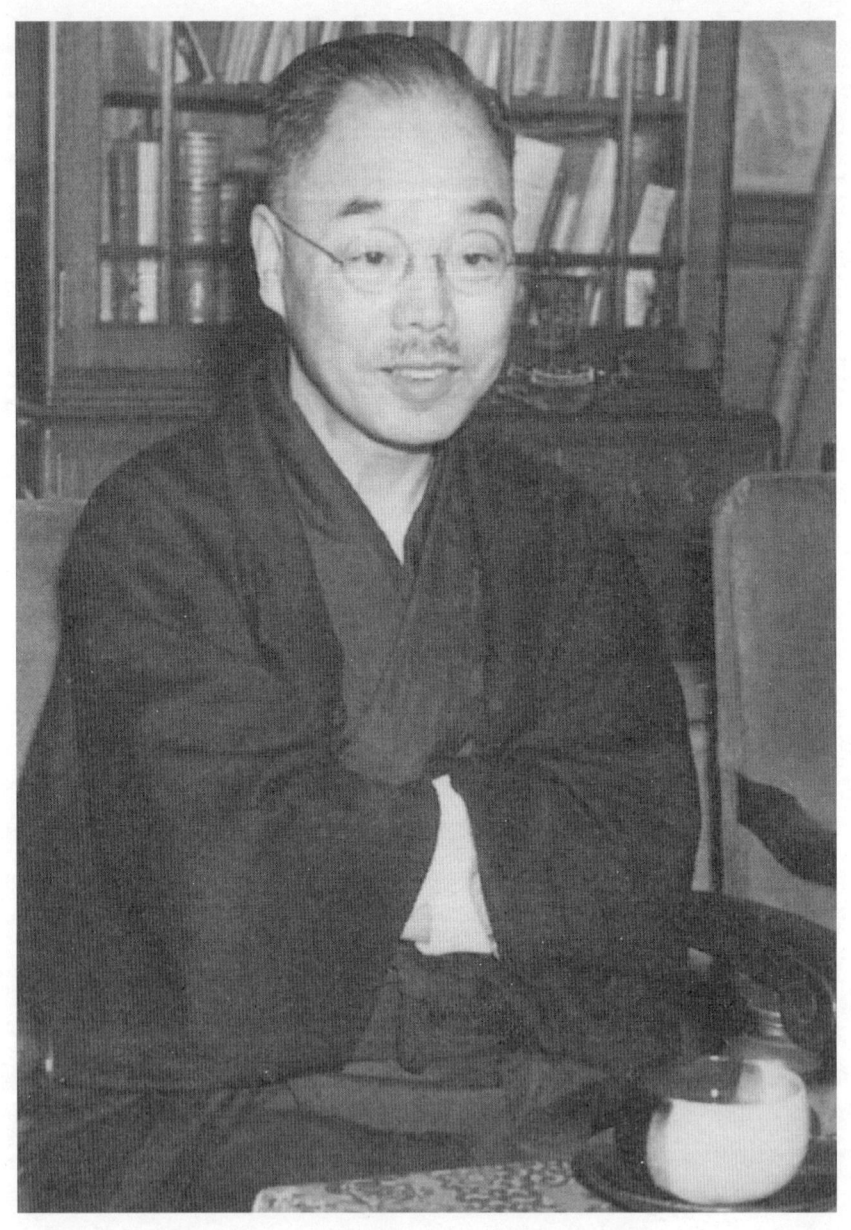
니시 가츠조(학조 서승조 學租 西勝造 1884~1959)

02 니시 선생이 스스로 건강법을 창안하기까지

병약한 소년, 건강전문가가 되다

　니시건강법을 창안한 니시 가츠조 선생은 약 130년 전, 일본에서 태어난 분이다. 선생이 독자적인 연구와 실험을 거듭한 끝에 자신의 건강법을 창안한 것은 1920년대의 일이다. 이미 20세기 초반에 만들어진 건강법이 현대 의학에 커다란 영향력을 미치고 있는 셈이다. 그렇다면 니시 선생은 과연 어떻게 자신만의 건강법을 만들게 되었을까? 오래전에 만들어진 이 건강법이 홀리스틱 의학의 전신이라 불리는 이유는 무엇일까.

　니시 선생은 1884년 3월 15일 일본의 카나가와현(縣) 다카자군의 유복한 가정에서 태어났다. 초등학교 시절에는 신동 소리를 들을 정도로 똑똑한 소년이었다. 그러나 부유한 집안에서 너무 곱게 자란 탓일까. 니시 선생은 9살 무렵부터 만성설사와 감기에 시달리게 되었다. 병원에서 처방받은 약을 복용해도 차도가 없었고, 다른 의사에게 찾아가도 병은 악화될 뿐이었다. 조금만 공부를 해도 설사와 미열에 시달렸고 성적은 점점 나빠졌다.

당시 명의로 이름이 높았던 사사키 박사는 소년 니시에게 스무 살까지밖에 살지 못할 것이라 말했다. 한창 꿈 많은 소년에게는 청천벽력같은 선고였을 것이다. 이처럼 니시 선생은 의사에게조차 버림받은 가망 없는 환자였다.

16살이 되자 니시 선생은 자신의 건강은 자기 힘으로 회복해야 한다고 굳게 결심했다. 니시 선생은 이제까지의 의사의 처방에 회의를 품게 되었다. 이제껏 의사의 말을 충실히 따라왔던 니시 선생이었다. 그러나 병은 조금도 호전되지 않았고, 몸은 더욱 쇠약해질 뿐이었다. 그렇다면 의사의 처방이 잘못된 것은 아닐까. 소년 니시 가츠조는 감히 의사와 현대의학의 권위에 의심을 품기 시작했다.

그렇다면 차라리 의사가 말하는 것을 반대로 해보는 것은 어떨까. 니시 선생을 괴롭히던 많은 병중에서도 가장 심각한 것은 만성 설사였다. 사사키 선생은 설사를 할 때에는 반드시 끓인 물을 먹으라고 주의시켜왔다. 생수에는 세균이 있기 때문에 설사를 더 악화시킨다는 것이다. 니시 선생은 늘 엽차나 끓여서 식힌 물만을 마셔왔지만 설사는 낫지 않았다.

니시 선생은 우선 이것을 거꾸로 실행해보기로 했다. 처음 끓이지 않은 생수를 마실 때에는 겁이 났다. 컵에 든 물속에 보이지 않는 세균이 우글대는 것 같았다. 그러나 용기를 내어 생수를 조금씩 마셔보았다. 뱃속에서 구루룩거리는 소리가 났지만 결과는 나쁘지 않았다.

조금씩 굳은 변을 볼 수 있었다. 조금씩 양을 늘려 생수를 마시자

지금껏 선생을 괴롭히던 설사가 낫기 시작했다. 믿기 어려운 결과였다. 설사에 좋지 않다고 생각해 지금껏 피해왔던 생수가 설사를 멎게 한 것이다.

그뿐 아니라 생수는 끓인 물과는 비교가 되지 않을 정도로 맛이 좋았다. 이제까지는 조금만 낯선 음식을 먹어도 곧 설사를 했기 때문에 늘 조심해왔다. 그러나 생수를 먹기 시작하면서 니시 선생은 음식을 먹는 즐거움을 새로이 깨달았다.

이 일로 용기와 자신감을 얻은 니시 선생은 다른 증상에도 이처럼 자신만의 '거꾸로 요법'을 써보기로 했다. 지금까지 감기에 걸리면 옷을 두껍게 껴입었지만 이번에는 얇은 셔츠만을 한 겹 입기로 했다. 곧 몸이 덜덜 떨려오며 열이 났다.

계속 몸을 차게 두어서는 안 될 것 같았다. 이번에는 이불을 덮어쓰고 땀을 흠뻑 흘렸다. 그러고 나자 목이 말라서 생수를 마시고 밀감을 먹었다. 그러는 사이에 감기가 나아버렸다.

차차 이야기하겠지만 니시건강법에서는 체내에 있는 노폐물을 밖으로 배설하는 증상이 감기라고 여긴다.

감기에 걸렸을 때에는 땀을 흘려 노폐물을 배출하고 수분과 비타민을 보충하면 낫는다. 니시 선생은 이처럼 스스로의 체험을 통해 효과적인 감기치료법을 알게 되었다.

이런 식으로 2, 3년간 스스로의 건강법을 개발하며 니시 선생은 건강을 완전히 회복하였다. 선생은 그러는 동안 직업학교에서 토목학을 전공했다. 니시 선생은 토목기사로도 일본사회에서 크게 알려졌으며 대학에서 학생들에게 토목학을 가르치기도 했다. 당대의 명의에게 스무 살을 넘기기 힘들 것이라는 선고를 받은 소년이 건강한 청년이자 사회의 버팀목으로 성장한 것이다.

선생은 토목학을 전공하는 틈틈이 의학을 공부했으며, 20대 중반이 되자 웬만한 병은 자신의 건강법으로 처리할 자신이 생겼다. 니시 선생은 자기처럼 만성질병에 고통 받는 많은 사람들을 위해 자신의 건강법을 알리고 싶었다. 그러나 다음과 같은 의심 때문에 망설여졌다.

'내가 만든 건강법이 다른 사람들에게도 효과가 있을까. 보편적인 건강법이 아니라 오직 나에게만 맞는 건강법이 아닐까.'

니시 선생은 어떻게 해서든 그것을 알아내고 싶었다. 우선은 동서고금의 모든 의서와 문헌을 연구하기로 했다. 영어, 불어, 독어, 러시아어 등 많은 외국어에 능통하다는 점이 도움이 되었다. 니시 선생은 약 7만여 권의 의학서적을 연구하여 니시 건강법의 학문적 기초를 세웠다.

그 뿐 아니라 기존의 건강법을 직접 시도해 보기에 이른다. 추운 날씨에 냉수욕을 하고 수 개월간 익히지 않은 채소만 먹고 지내기도 했다. 자신의 몸을 던져 기존의 건강법을 검증한 셈이다.

니시 건강법의 확립에 이르기까지 연구했던 건강법이 무려 362가지나 되었다니 그의 노력과 열의가 얼마나 대단했는지를 알 수 있다.

오카다식 정좌법, 자강술(自彊術), 후지타식 심신조화법, 에마식 기합술, 이시이 생기법, 사카모토 굴신도, 스틸 박사의 정골치료법, 토마스 박사의 자연요법, 앨범 박사의 척주조작법, 테스트 박사의 근원요법, 파머씨의 척주정정법, 머레이 박사의 정체술, 핏제랄드 박사의 분체 (分?)요법 등이 니시 선생이 연구하고 실행한 건강법들이다.

니시 가츠조는 동서고금의 건강법을 무엇을 중시하느냐에 따라 17가지로 분류했다. 니시건강법에 많은 영향을 주었고, 현재에도 의의를 가진 분류이기 때문에 소개하기로 한다.

근육주의 - 학교체육, 자강술(自彊術 : 전신에 기를 돌려 경락흐름을 활발하게 만드는 체조법을 이용한 자연치료법)
골격주의 - 정골치료법, 자세교정법
피부주의 - 나체요법, 일광욕, 냉수욕, 건포마찰
척수주의 - 카이로프락틱, 지압요법
복부주의 - 단식요법, 저작법
세균주의 - 세균을 모든 병의 원흉으로 본다
식양주의 - 식양(食養)만으로 건강을 유지한다고 본다. 현미식을 주로 권한다.
호흡주의 - 심호흡, 복식호흡건강법, 인도철학에서 유래된 건강법에서 많이 볼 수 있다.
신경주의 - 침이나 뜸의 부류가 이에 속하며 신경반사운동을 이용한다.
정신주의 - 암시요법, 정신요법
종교주의 - 크리스천사이언스와 신흥종교의 건강론
약제주의 - 현대의학의 대부분이 이에 속한다.

음수주의 - 성수, 약수, 감천수를 마시면 건강해진다는 건강론
자연주의 - 정신의 건강은 눈(目)에 나타나므로 안구를 컨트롤함
　　　　　으로써 건강해진다는 건강론
코주의 - 만병은 코의 점막에 드러난다는 건강론.
족주의 - 발이 건강의 기초

　니시 선생이 의사에게 의존하지 않고 건강한 생활을 하자 주변의 환자들이 그 비결을 묻기 시작했다. 니시 선생이 자신의 건강법을 가르쳐주자, 환자들은 건강을 회복했다. 그런 과정을 통해 니시 선생은 자신의 건강법이 모든 사람에게 효과가 있다는 확신을 가지게 되었다.
　1927년 니시 선생은 그가 창안한 건강법을 세상에 발표했다. 그의 나이 44세, 22년간 의학을 연구하고 나서였다.
　1944년 규슈대학 의학부에서의 강의를 계기로 그의 건강법은 '니시 건강법'이라 불리게 되었다. 니시 선생이 의사는 아니었지만 그의 제자들 중에는 74명의 의사가 포함되어 있었다. 서구의학을 전공한 의사들조차 그의 건강법에 동조했을 뿐 아니라, 그의 제자가 되어 니시건강법을 전파했던 것이다.
　앞서 언급했듯이 니시건강법의 가장 큰 특징은 인체를 종합적이고 전체적으로 바라보는 점에 있다.
　서구현대의학은 몸을 부분의 총체로만 파악한다. 그러나 사람의 몸은 모든 기관이 총체적으로 연결된 유기체이다. 니시 선생은 자신의 병약한 몸을 건강하게 하는 과정을 통해 이런 깨달음을 얻었

다. 설사나 감기를 낫게 하는 것은 포괄적인 신체의 밸런스와 관련된 문제이며, 지엽적인 신체기관의 문제가 아니었다.

그가 서양의 분석적인 의학에 얽매인 의료전문가가 아니었다는 점 역시 그의 연구에 도움이 되었으리라. 스스로를 치유하려했던 허약한 젊은이의 노력이 인류의 건강과 행복에 등불을 밝힌 셈이다.

03 증상이라는 자가치유법

증상은 병이 아니다

어젯밤 과식한 탓일까, 배가 살살 아프더니 설사를 한다. 약국에 가서 지사제를 사서 입에 털어 넣는다. 감기에 걸려서 열이 심하게 난다. 습관적으로 해열제를 복용한다. 우리 주변에서 흔히 볼 수 있는 광경이다.

토하거나 설사하는 것, 오한과 발열을 없애야할 '병'이라고 생각하기 때문이다. 그러나 지금 말한 증상은 병이 아니다. 상한 음식이나 독극물을 먹었을 때를 가정해보자.

빨리 토하거나 설사를 해야 한다. 그러지 못하게 하면 우리 몸은 더욱 위험한 상태에 빠진다. 이런 경우에는 실컷 토하고 설사하게 해야 한다. 그렇게 함으로써 몸에 안 좋은 물질을 빨리 신체 밖으로 내보낼 수 있다.

감기에 걸리면 오한이 난다. 니시건강법에서 보았을 때 오한은 정맥 안에 들어온 세균을 떨쳐내는 작용이다. 그 뒤에 열이 나는 것은 체액을 산성에서 알칼리성으로 바꾸어 세균을 박멸하기 위한 신체의 반응이다.

바꾸어 말해 토하고 설사하는 것, 오한과 발열은 우리 신체가 지닌 자연치유력에 의한 현상이다. 즉 증상 자체는 병이라고 할 수 없다. 오히려 병을 낫게 하기 위한 신체의 적극적인 자가 치유 행위다. 설사를 하거나 열이 날 때면 걱정하기보다 우리 몸이 스스로 치료중이라고 여기고 느긋하게 생각해야한다.

함부로 지사제나 해열제를 먹는 것은 매우 위험하다. 우리 몸이 행하는 치유행위를 억지로 억누르기 때문이다. 결국 병이 더 악화되거나 나아가 우리 신체가 지닌 자연치유력을 잃을 수도 있다. 이보다 위험한 일은 없다.

증상이 자가치유법이라는 사실은 결핵환자의 예에서도 알 수 있다. 결핵환자들이 땀을 흘리는 이유는 결핵으로 생긴 몸 안의 독소를 배설하는 현상이다.

결핵환자의 가래는 결핵균이 백혈구에 의해 박멸된 덩어리이다. 객혈 역시 결핵 때문에 몸을 충분히 순환하지 못한 혈액이 폐에 모였다가 폐에 있는 공동(空洞)을 통해 배출되는 현상이다. 그러니 결핵환자가 피를 토하면 걱정하기보다 신체가 열심히 치료중이라는 것을 깨닫고 응원해주어야 한다.

열이 나고, 토하고, 피를 토하는 것은 결핵의 증상이지만 현대의학에서는 해열제, 지혈제 등 각종 약을 사용해 이들 증상을 억제하려 한다. 그러나 니시 건강법에서는 이들 증상을 곧 자가 치유라 생각하고 증상을 억제하려 하지 않는다. 그보다는 자연치유력을 높이기 위해 체력과 면역력을 높이는 데 주력한다.

그렇다면 증상은 인체의 치유행위이기 때문에 증상이 나타나면 그대로 방치해두기만 하면 되는 것일까? 그렇지는 않다. 야생동물들은 아파도 그대로 두면 저절로 낫는다. 아주 심한 경우가 아니면 대개 그렇다. 그러나 사람들은 그렇게 간단하지 않다. 대부분의 사람들은 문명에 길들여져 자연치유력을 잃어버렸기 때문이다.

생체는 환경의 변화에 따라 산소, 수분, 염분, 체액의 산성, 알칼리성, 혈압, 혈액 성분 등을 언제나 일정한 범위 내에서 평형을 유지하려고 한다. 즉 인체는 일정한 상태를 유지하려고 하는 본능을 갖추고 있으며 이를 항상성이라고 한다.

몸이 추워지면 피부로부터 열이 달아나는 것을 막는다. 체표면의 혈관을 수축시켜 혈류를 더디게 하고 모공을 닫아 발한을 막는다. 열을 만들기 위해 몸을 떨고, 아드레날린을 분비한다. 이처럼 신체는 스스로 일정한 상태를 유지하기 위해 애쓴다. 니시 선생은 항상성에 대해 이렇게 설명한다.

"생물은 생으로 시작하여 동화작용과 이화작용을 경과하여 죽음으로 끝난다. 생에서 죽음으로의 경과가 우리들의 생활이다. 그리고 이 생활에 수지(in&out)가 언제나 균형 상태에 있을 때 건강하다."

그러나 땀을 흘리거나 설사를 하거나 구토를 하고 나면 생체에 균형이 깨지게 된다. 땀을 흘리면 체내에서 수분과 염분, 비타민 C가 빠져나간다.

야생동물들은 스스로 체내에서 잃어버린 성분을 만들거나 자연에서 보충한다. 그러나 자연치유력을 잃어버린 사람의 경우 비타민과 수분, 염분을 적극적으로 섭취하지 않으면 안 된다.

　수분이 부족하면 사람들은 요독증의 상태가 된다. 요독증이란 신장의 기능이 감소하면서 체내에 쌓인 노폐물이 배설되지 못하는 질병을 말한다.

　염분이 부족하면 위액이 감소되면서 위에 병이 생기게 된다. 한편 염분의 부족은 발에 신경염을 일으키기도 한다. 비타민 C가 결핍되면 괴혈병에 걸려 피하출혈을 일으킨다.

　땀을 흘린 뒤에 잃어버린 수분, 염분 및 비타민 C를 보급하지 않으면 모든 질병의 근본 원인이 된다. 그러니 설사를 할 때면 깨끗한 생수를 충분히 마셔야 하고, 구토를 할 때에는 염분을 보급해야 한다. 즉 잃은 것을 충분히 보충만 하면 신체는 평형을 유지한다.

　이처럼 증상으로 인해 잃은 것을 보충하기만 한다면 증상 그 자체는 위험한 것이 아니다. 앞서 언급한 것처럼 증상은 자가 치유법의 하나일 뿐이며 선인들은 이미 경험으로 알고 있었다. 히포크라테스는 일찍이 "병은 자연이 치료하고 의사는 이를 돕는다."라고 말한 바 있다.

　그러나 옛 사람들은 증상의 발현에 의해 인체가 무엇을 잃어버리는지, 그리고 무엇을 보충해줘야 하는지를 밝혀내지 못했다.

　인체가 잃은 것을 적절하게 보충하지 못했기 때문에 건강의 회복이 늦어질 수밖에 없었다. 그러나 이제는 니시선생의 연구에 의해 증상으로 인해 인체가 잃는 것이 무엇인지 알게 되었다. 그러니 설사를 하거나 열이 나면 약국으로 달려갈 것이 아니라 인체의 자연치유력을 믿으며 증상이 가라앉기를 기다려보자. 수분과 비타민을 보충하기만 하면 된다.

누구나 알고 있듯이 약이란 한편으론 독(毒)이다. 약은 양날의 검과 같다. 생명을 구하기도 하지만 잘못 쓰거나 남용하면 몸을 해친다. 무엇보다도 나쁜 점은 인체의 자연치유력을 악화시킨다는 것이다. 잘 듣는 약일수록 강한 부작용이 있다.

이제는 약에 대한 맹신을 버리고 스스로 지닌 자연치유력을 강화해야 할 때다. 우리는 모두 몸속에 스스로 병을 고치는 힘을 지니고 있다. 얼마나 신비하고 위대한 능력인가.

돈을 주고도 부를 수 없는 명의와 함께 지내고 있는 셈이다. 니시건강법은 이 힘을 과학적으로 강화하는 방법을 제시한다.

04 병을 키우는 현대의학

약 권하는 사회의 문제점

현대인들은 모두 약을 남용하는 경향이 있다. 그러나 약은 잘못 쓰면 몸에 해로울 뿐만 아니라 새로운 병을 양산한다. 게다가 오래 쓸수록 인체가 지닌 자연치유력을 없앤다. 잘 듣는 약일수록 강한 부작용을 숨기고 있기도 하다.

감기약에 의한 쇼크사, 살리드마이드에 의한 기형아 출산, 부신피질호르몬에 의한 부작용 등 일일이 꼽자면 한이 없을 정도이다.

약의 부작용은 대표적인 '의원병' 중 하나라고 할 수 있다. '의원병'이란 말 그대로 의사가 만드는 병을 말한다. 이미 40여 년 전에 영국의 위궤양 전문의 아서 허스트 경이 사용하기 시작한 말이며, 서구에서는 일찍이 관심의 대상이 되어왔다.

사람들은 이가 아프면 치과에 가는 것이 당연하다고 여긴다. 그러나 이가 아픈 것이 반드시 치아만의 문제라고 할 수 있을까. 이 전체가 썩어 들어가면 모를까 가벼운 치통이라면 전신적인 건강법으로 나을 수 있다.

그러나 치과에 가면 작은 충치를 치료하기 위해 그 주위를 깎아내고, 더 아프면 다시 구멍을 뚫어 신경마저 죽여 버린다. 불필요할 뿐만 아니라 야만적인 행위이기도 하다. 빈대를 죽이기 위해 초가삼간을 태운다는 속담을 떠올리게 하는 치료법이다. 『의사가 만드는 병』이라는 책에서 저자 요시오카 박사가 예로 든 이야기이다. 요시오카 박사에 의하면 충치를 치료하기 위한 방법은 세 가지로 충분하다. '단 것을 입에 대지 않는다. 동물성 단백질과 해조류를 충분히 섭취한다. 햇빛을 잘 쬔다.'

누구나 할 수 있는 방법으로 간단한 충치는 해결할 수 있다는 것이다.

자연 상태에 있는 동물을 관찰하면 이런 사실을 알 수 있다. 야생동물은 부상을 입으면 외진 장소에 숨는다. 먹이도 먹지 않고 생수로 조금씩 목을 축여가면서 상처를 핥을 뿐이다. 그런데도 시간이 지나면 상처가 회복되고 다시 건강한 상태로 돌아간다. 이것이 바로 생체가 지닌 놀라운 자연치유력이다.

병은 약으로 낫는 것이 아니라 인체가 지닌 생명력으로 낫는다. 인간도 물론 다른 동물들처럼 자연치유력을 가지고 있다. 그러나 옷을 입고, 음식을 익혀먹고, 걷지 않고, 냉난방을 하는 생활에 길들여지는 동안 인체가 지닌 자연치유력은 점점 제 기능을 잃어갔다. 이 때문에 인간은 동물과 달리 여러 가지 병에 시달리게 되었다. 니시건강법은 인체가 지닌 자연치유력을 최대한으로 끌어올리는데 그 중점을 둔다.

2부

니시건강법이 말하는
잘 먹고 잘사는 법

니시건강법에 의하면 건강은 우리가 마음먹기에 달려있다. 우리가 신체를 단련하고 몸에 좋은 식품을 섭취하기만 하면 우리는 얼마든지 건강하게 살 수 있다.

01 니시 건강법의 4대 원칙

건강을 위한 네가지 조건, 피부, 영양 사지, 정신

건강한 피부와 팔다리, 영양공급, 바른 정신

그렇다면 니시 선생이 건강에 있어서 가장 중요한 요소로 생각한 것은 무엇일까?

바로 건강한 피부와 팔다리(사지), 영양공급과 바른 정신이었다. 줄여서 피(皮), 식(食), 지(支), 심(心), 이들 4가지는 니시 건강법의 4대원칙이라 불린다. 이것이 바로 니시건강법의 근본이 되는 건강 이념이다. 니시 선생이 경험적으로 파악한 건강의 필수요소인 것이다. 피, 식, 지, 심 각각이 긴밀하게 관계하고 있으며 이들의 균형이 무엇보다도 중요하다.

그렇다면 왜 다른 요소들을 제치고 이들 4요소가 건강의 원칙이 되었을까. 피식지심은 니시선생의 연구와 경험에 의해 확인된 생리학적 법칙이다. 뿐만 아니라 이들 4요소가 모두 우리들의 의지에 의해 단련될 수 있기 때문이다.

　먼저 피(皮)는 옷을 얇게 입고, 냉수와 온수로 단련하는 방법 등에 의해 건강하게 할 수 있다. 식(食)은 우리가 무엇을 먹는가에 의해 결정된다.

　몸에 좋은 음식을 섭취하고 나쁜 음식을 멀리하는 것은 우리가 마음대로 결정할 수 있다. 지(支)는 걷고 달리거나, 뒤에 제시할 운동법으로 단련할 수 있다. 심(心)은 말 그대로 우리의 마음먹기에 따라 상태를 조절할 수 있다.

　이처럼 건강의 4대원칙은 우리가 마음대로 단련할 수 있다. 우리는 흔히 건강이 가장 소중하다고 여긴다. 건강관리라는 말을 통해 알수 있듯이 우리는 스스로의 몸을 통제할 수 있다고 믿는다. 그러

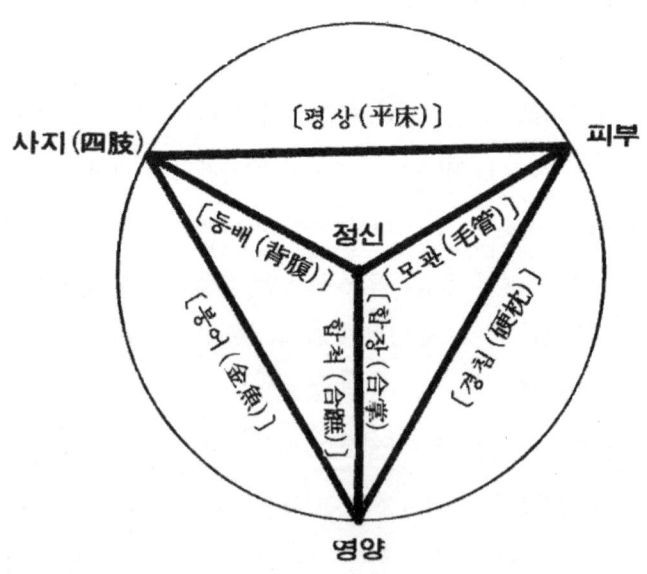

나 예기치 않게 병에 걸린 사람들을 보면 우리의 마음은 달라진다. 건강과 수명만큼은 우리 마음대로 할 수 없다며 비관한다.

그러나 니시건강법에 의하면 건강은 우리가 마음먹기에 달려있다. 우리가 신체를 단련하고 몸에 좋은 식품을 섭취하기만 하면 우리는 얼마든지 건강하게 살 수 있다. 거꾸로 말하면 병은 자기가 만드는 것이다. 우리의 건강은 오직 우리의 의지에 달려 있다.

1. 피부

피부가 건강의 4대 원칙 중 하나라는 것에 놀랄 사람도 많을 것이다. 그러나 피부는 인체에서 무엇보다도 중요하다. 피부는 우리 몸에서 가장 부피가 큰 장기(場技)이자 개인과 환경을 경계 짓는 막 역할을 한다. 외계로부터 인체를 보호하는 파수꾼인 셈이다.

피부호흡의 중요성은 이제 많은 사람이 알고 있다. 피부 호흡이 나빠지면 인체 내에 일산화탄소의 양이 증가한다. 이것이 만병의 근원이며 니시 건강법에서는 암의 근본 원인이라 보고 있다.

또한 피부는 인체 내에서 체온을 조절하는 작용 역시 한다. 체온이 올라가면 땀을 흘려 체온을 조절하고, 날이 추워지면 몸을 웅크려 체표면을 작게 한다거나 몸을 떨어 열을 발생시킨다.

2. 영양

영양이 중요하다는 것을 모르는 사람도 있을까. 특히 니시 건강법에서는 생수와 생야채, 비타민 C의 섭취를 중요하게 생각한다.

음식물은 자연 그대로 통째로 섭취하는 것이 바람직하다. 흰 설탕, 백미, 흰 빵 등 이른바 정백식품은 좋지 않다. 뒤에 자세히 설명하겠지만 특히 흰 설탕은 매우 나쁜 영향을 미친다.

3. 사지

인류가 직립보행을 하게 되면서 발이 인체의 주춧돌로서 중요한 역할을 하게되었다. 발이 잘못되면 전신이 뒤틀리며 등뼈 역시 어긋나게 된다. 등뼈가 어긋나면 척수 신경을 압박하게 되는데 그렇게 되면 모든 연결기관에 장애를 일으킨다.

4. 정신

흔히 사람의 마음은 육체와 동떨어진 것으로 생각하기 쉽다. 플라톤의 이원론이 말해주듯 서구 사회에서는 인체와 정신을 분리된 것으로 보았다. 그러나 마음과 육체는 동전의 양면처럼 원래 하나의 것이다.

의식이나 감정 등 정신작용은 대뇌의 임무이며 대뇌는 신체기관을 총괄하는 사령관 역할을 한다. 다른 의견이 있을 수 있겠지만 정신활동 역시 대뇌라는 장기에서 비롯되는 것이다.

'건강한 정신은 건강한 마음에서' 와 같은 말이 있는 것처럼 건강한 정신은 인체의 면역력을 높여준다. 또한 신체적으로 건강하면 우리의 마음 역시 평온해진다. 이처럼 몸과 마음은 원래 하나이며 떼어놓을 수 없는 관계이다.

지금까지 설명한 4대원칙을 포함해 니시건강법에서 중시하는 원칙을 다른 각도에서 살펴보자. 신체의 구조와 기능을 하드웨어라고 생각하면, 섭취하는 음식물, 산소 등 환경으로부터 얻는 것은 소프트웨어라고 말해도 좋을 것이다.

즉 척추, 장, 사지, 피부, 혈액순환, 뇌와 척수신경은 하드웨어라고 할 수 있고, 음식물, 생야채, 생수, 비타민 C는 소프트웨어라 할 수 있다.

모두 니시건강법에서 중요시하는 것들이다. 이제 이들 소프트웨어가 하드웨어를 만나서 어떤 기능을 하는지 각각 살펴보기로 해보자.

02 척추가 바로서야 건강이 선다.

뒤틀린 척추, 뒤틀린 건강

약 120만 년 전 인류는 직립보행을 시작했다. 인류는 그로 인해 다른 세상으로 통하는 문을 여는 열쇠를 손에 얻게 되었다. 자유롭게 된 앞발은 손으로 진화했다. 도구를 만들기 시작하자 대뇌의 용량은 커졌다.

그러나 얻는 것이 있으면 잃는 것도 있는 법, 인체는 그로 인해 수많은 부작용에 시달리게 되었다. 모든 척추동물 중에서 오직 인간의 등뼈만이 하늘을 향해 일어서있다. 등뼈는 원래 네발동물을 위해 설계되었다.

등뼈의 본래 역할은 네발동물의 골격에서 들보로서 사용하게끔 되어있다. 그러나 이 등뼈를 직립시켜 기둥으로 사용했으니 여러 가지 부작용이 나타나도 이상한 일이 아니다. 특히 무거운 머리를 받치는 용도로도 사용하게끔 되었으니 등뼈는 늘 무거운 부담에 시달린다.

기둥으로 개조된 등뼈는 다시 스스로 변형한다. 새로운 역할을 위해 '트랜스포머' 역할을 짊어진 셈이다. 만일 등뼈가 처음 만들어진 것처럼 일직선이었다면 인간의 두뇌는 보행으로 인해 충격을 받게 된다. 연약한 두뇌가 걷고 뛸 때의 충격을 고스란히 받는다면 상자 속에 든 두부를 흔드는 것 같은 결과를 초래할 수 있다.

그것을 피하기 위해 등뼈는 S자형의 큰 곡선을 갖게 되었다. 그러나 등뼈에 추가된 이 곡선으로 인해 등뼈를 구성하는 개개의 추골에 문제가 생겼다. 똑바르게 서있어야 할 등뼈가 피사의 사탑처럼 비스듬하게 서있으니 역학적으로 불안정해질 수밖에 없다. 이런 구조 탓에 각각의 추골들은 비틀어지거나 기울어지기 쉽게 되었다.

원래 척추는 몸 전체와 연관이 있다. 척추는 33개의 추골이 연결되어 하나의 기둥 모양을 이룬다. 위에서부터 목의 굽이(경추) 7개, 가슴의 굽이(흉추) 12개, 허리의 굽이(요추) 5개, 골반굽이(선추) 5개, 미골 4개로 구성되어 있다. 각각의 척추는 디스크라는 물렁뼈로 연결되어 있다. 경추와 요추는 디스크가 발달되어 있어 앞뒤로 굽힐 뿐 아니라 허리와 목을 돌릴 수도 있다. 그러나 흉추는 관절면이 평행이라 좌우회전 운동만이 가능하다.

등뼈가 기울어지거나 비틀어지면 거기에 연결된 신경이 압박되어 제대로 작동할 수 없다. 뼈가 완전히 벗어난 경우는 탈구이지만 이와 같은 비틀어짐이나 기울어짐은 부탈구라고 한다. 부탈구를 일으키면 뼈 자체에 큰 이상이 생긴 것은 아니므로 간과하기 쉽다. 그러나 연결된 장기에는 크고 작은 이상이 나타난다.

예를 들어 흉추 5번이 신경을 압박하면 위의 유문에 영향을 준다.

유문이 좁아져서 그 결과 위산이 과다하게 분비되어 위염이나 위궤양이 되기도 하고, 유문이 열린 채로 있으면 위액이 장으로 들어가 장의 운동을 약하게 해 변비가 되기도 한다. 등뼈의 건강이 위의 건강을 좌우하는 셈이다. 말초에 고장이 일어난 경우에도 등뼈에 뒤틀림이 나타난다. 예컨대 맹장의 경우에는 요추 2번의 우측을 누르면 아프다.

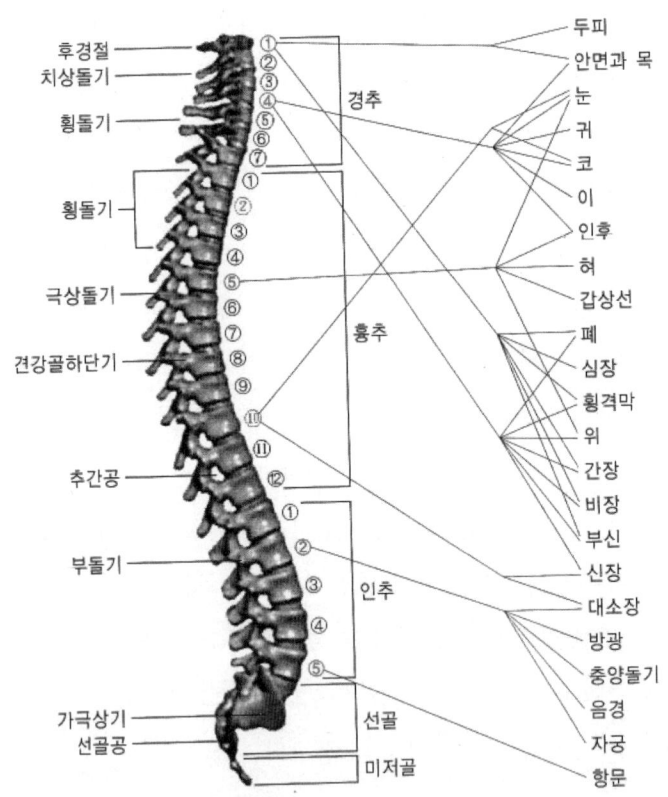

등뼈와 장기와의 관계

많은 건강법이 등뼈의 교정을 주장하는 이유는 신경압박을 교정하여 각각의 장기를 건강하게 하기 위해서이다. 네발로 기는 것은 등뼈의 부담을 줄이는 건강법 중 가장 간편하게 할 수 있는 방법이다. 척추를 교정하고 싶다면 때로 네발로 기어보자. 아기가 된 것처럼 편안한 마음으로 네 발로 기어 다니다 보면 몸도 편안해질 것이다.

사실 엎드려 기던 아이가 두 발로 일어서는 순간 인간으로서의 고통이 시작되는 셈이다. 그러므로 아이를 일부러 걷게 할 필요가 없다. 충분히 요람속의 시간을 즐기게 내버려두자. 억지로 걷게 하면 아이의 등뼈뿐 아니라 발의 발육에도 나쁘다. 언젠가는 싫어도 일어나서 걸어야 할 날이 닥친다. 자연히 걷게 될 때까지 네 발로 지내는 나날을 즐기게 하자.

작은 키가 콤플렉스인 사람은 아침과 밤 중 어느 때 재는 편이 유리할까. 답은 아침이다. 아침에 키를 재면 밤에 쟀을 때보다 많게는 1-2센티나 차이가 난다. 낮에 서있는 동안 추골 사이의 연골과 인대가 체중으로 인해 줄어들었기 때문이다.

유난히 잠을 험하게 자는 사람들도 있다. 하루 동안 등뼈가 어긋난 것을 몸부림을 치며 교정하고 있는 중이다. 그러므로 잠을 험하게 자는 것은 결코 나쁜 습관이 아니다. 우리 몸속에 함께 하는 명의가 척추를 바로잡는 중이기 때문이다. 수면은 심신을 쉬게 하는 시간일 뿐 아니라 척추를 바로잡는 시간이기도 하다.

03 발은 인체의 주춧돌

발이 편해야 몸이 편하다

요즘 젊은이들의 다리는 길어졌다. 늘씬하고 쭉 뻗은 다리를 지닌 젊은이들이 거리를 활보한다. 그러나 늘어난 다리를 지탱할 수 없는지 발의 통증을 호소하는 젊은이들이 늘어간다. 평발이 늘어나고 젊은 여성들은 무지외반증으로 고통 받는다.

건물의 기초가 제대로 세워지지 않으면 집은 어떻게 될까. 벽이 기울고 금이 가기 마련이다. 문짝이 비틀어지거나 지붕이 무너지기도 한다. 인체 역시 이와 같아서 발은 인체의 주춧돌 역할을 한다. 발이 건강하지 않으면 몸을 지탱할 수 없다. 몸이 기울고 척추에 만곡을 일으킨다.

영국의 낫필드 의학연구소의 쯔르에티 박사는 놀라운 발견을 했다. 1941년 런던 공습에서 발을 다친 사람들의 대부분이 신장병에 걸린 사실을 알게된 것이다. 박사는 연구를 계속해서 발에 상처를 입으면 신장병에 걸리기 쉽다는 연구결과를 발표했다.

꼭 신장만이 아니다. 발의 운동은 장과 심장의 운동과도 관련이 있다. 니시 선생은 1935년 '모든 병은 발에서'라는 저서를 출간했다. 이 책에서 선생은 발에 문제가 생기면 심장, 신장, 혈관에 악영향을 미치며 여러 가지 병으로 발전한다는 점을 밝혔다.

그뿐 아니다. 입덧 역시 발과 관계가 있다. 네발로 기면 심한 입덧도 낫는다. 될 수 있는 대로 뒤꿈치를 지면에 붙이고, 무릎을 굽히지 않은 채 오른손과 왼발, 왼손과 오른발을 함께 움직이며 8자로 움직인다. 웬만한 입덧은 곧 사라진다.

발의 이상이 어떻게 다른 장기에까지 영향을 미치는지 이해하지 못하는 사람들도 있을 것이다. 분석적인 서양의학으로는 설명하기 어려운 대목이기도 하다. 신장의 병이 발에서 오는 사실은 인체가 총체적인 유기체라는 관점에서만 이해할 수 있기 때문이다.

앞서 척추건강에 대해 이야기할 때 인간의 몸은 원래 네발 동물용으로 설계되어 있음을 설명했다. 그러나 인간이 직립보행을 하게 된 결과, 두 발에는 과중한 부담이 주어졌다. 원래 네 개의 발이 짊어져야 할 무게를 두 개로만 지탱하려니 무리가 가도 이상한 일이 아니다.

우리의 일상생활에도 발 건강을 위협하는 요소는 많이 있다. 선생님이나 미용사처럼 하루종일 서서 일하는 사람들은 발에 무리가 가기 쉽다. 또 온종일 일을 한 뒤 발의 피로를 풀지 않고 그대로 잠자리에 드는 일도 좋지 않다. 일을 한 뒤에 사용한 연장을 손질하는 것처럼 발 역시 손질을 해야 한다.

족욕이나 간단한 발운동으로 발의 피로를 풀도록 하자. 반대로 너무 걷지 않아서 발에 필요한 운동을 하지 않는 경우도 많다.

발에 생긴 문제는 신발의 뒤축이 닳은 것을 보면 알 수 있다. 뒤축이 골고루 닳은 사람은 거의 없다. 전후좌우 어느 쪽으로건 뒤축이 치우쳐 닳은 것은 발에 이상이 있기 때문이다. 이렇게 발에 이상이 생기면 내장과 골격에 이상을 가져오게 된다.

또한 맞지 않은 신발 때문에 발에 장애를 가져오는 경우도 있다. 맞지 않는 신발 때문에 비뚤어진 발은 다시 신발바닥을 치우쳐 닳게 하고, 치우쳐진 신발은 다시 바르지 못한 보행 자세를 악화시키는 악순환을 가져온다.

이런 경우 발에 맞는 신발을 신는 것만으로도 발의 건강이 좋아진다. 우리의 발 역시 다른 신체 부위처럼 늘어나기도 하고 줄어들기도 한다. 원래 신던 신발의 사이즈만을 고집하는 것은 시력이 바뀐 줄도 모르고 같은 도수의 안경을 고집하는 것만큼 위험하다. 무엇보다 건강을 위해 신발 역시 몸의 일부라는 인식을 가져야 한다.

발바닥에는 두 개의 아치가 있다. 발의 가로축에 자리한 횡궁과 길게 세로축에 위치한 종궁이다. 이들 아치는 발에 가해지는 무게를 분산하고 충격을 흡수한다.

갓 태어난 아이들은 아치가 뚜렷하지 않다. 아이가 걸음마를 시작하며 발바닥의 아치는 점차 뚜렷

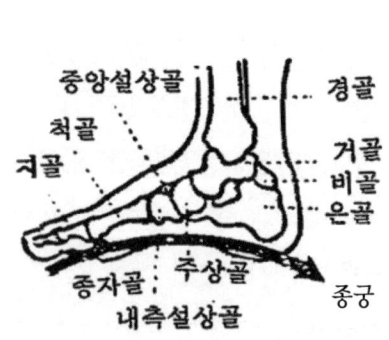

발의 종궁

해진다. 척추가 형태를 바꾸었듯 발바닥 역시 직립보행을 위해 트랜스포머가 되어 스스로의 모습을 바꾸는 것이다.

　이들 아치는 걷는 습관이나 영양상태 등에 따라 모양이 그때그때 바뀐다고 한다. 심지어 아침과 밤사이에도 근육의 피로도에 따라 그 높이가 변화한다. 건강한 발은 두 개의 아치가 사발을 엎은 것 같은 모양을 띈다.

　우리의 발이 스스로 구조 역학적으로 가장 알맞은 형태를 발견한 것이다. 발을 잘 관리하여 우리의 두 발이 우리 몸에 가장 적합하고 아름다운 곡선을 그리게 하자.

발의 횡궁

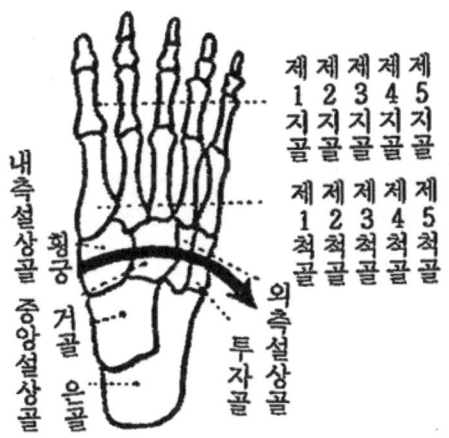

04 숙변은 만병의 근원

장이 건강해야 온 몸이 건강하다

　인간이 직립보행을 하며 얻은 병은 척추의 질환만이 아니다. 소화기관의 질환 역시 함께 얻었다. 많은 사람들이 변비에 시달린다. 소화가 안 된다며 호소하는 사람들 역시 많다. 야생동물에게는 변비나 설사가 거의 없다. 게다가 변이 완전히 소화되어 있기 때문에 냄새가 나지 않는다. 소화불량에 시달리는 야생동물에 대해서도 역시 들어보지 못했다.

　동물들은 걸어갈 때 등이 좌우로 굴신운동을 하고, 복부는 상하로 파동운동을 한다. 이런 운동이 장관에 자극을 주어 소화기의 연동운동을 돕는다. 걷기만 해도 자연적으로 복부운동을 하는 셈이니 얼마나 편리한가.

　그러나 인간은 직립보행을 한 결과 내장은 밑으로 처지고 대장과 소장은 탄력을 잃고 늘어난다. 그 결과 위장은 무력해지고 장은 길게 늘어나 구불구불해지고 주름이 늘어났다. 그 결과 대장에 변이 정체되기 쉬워졌고 구불구불한 주름 부분에 여러 가지 물질이 들러붙게 되었다. 이처럼 대장이나 소장의 내벽에 붙어 있는 변을 숙변이라고 한다.

야생동물은 원래 등과 배를 함께 움직여서 장의 기능을 촉진하기 때문에 위장병이 없고 숙변 역시 없다. 사람 역시 등과 배를 함께 움직이는 운동을 함으로써 장의 기능을 북돋아 줄 수 있다.

매일 쾌변을 보던 사람조차 단식을 하면 숙변이 나오기 마련이다. 양동이 하나를 넘는 분량의 검은 콜타르 같은 숙변을 보면 사람들은 깜짝 놀란다. 이게 과연 내 몸에서 나온 것일까 하는 생각이 드는 것이 당연하다. 이런 숙변이 대장 벽에 오랫동안 붙어 있으면서 부패한다. 그 과정에서 유해한 화학물질이 혈액 속에 흡수되어 병의 원인이 된다.

동서고금의 유명한 의학자들은 입을 모아 숙변이야말로 만병의 근원이라 말한다. 고대 중국의 포박자(抱朴子)에는 이런 말이 전한다.

"장생을 얻으려면 장을 깨끗하게 해야 한다. 불사를 얻으려면 장에 찌꺼기가 있어서는 안 된다."

영국의 아버스낫 레인 경 역시 이렇게 말한 바 있다.

"나는 장내 분변의 퇴적은 대단히 많은 질병의 주요 원인이라고 믿는다. 숙변에서 생기는 많은 문제의 해결이 중요하다."

그렇다면 대장은 어떤 일을 하는가. 사실 대장이 하는 일은 거의 없어서 소화도 흡수도 그다지 하지 않는다. 다만 점액을 분비하여 변을 부드럽게 만들며 잠시 변을 담아두는 장소에 지나지 않는다.

더구나 대장에는 무수한 세균이 있어서 부패활동을 일으킨다.

메치니코프 박사에 대해서는 다들 들어보았을 것이다. 유산균 발효유 광고에 자주 등장하는 바로 그 이름이다. 러시아의 생물학자인 그는 식세포 작용의 원리를 규명한 공로로 1908년 노벨 생리의학상을 받았다. 메치니코프 박사는 유해 세균들이 장을 부패시켜 노화를 촉진한다는 사실을 밝혀냈다.

"인간이 노화하는 원인은 대장 내에 있는 대장균 때문이며 이런 세균은 대장에서 끊임없이 체액 속으로 흡수된다. 이런 작용 때문에 노쇠가 일어난다. 따라서 대장 안에 존재하는 세균류가 많으면 많을수록 노쇠가 빨라진다. 대장이 더 발달한 포유동물은 더 많은 영향을 받고 따라서 다른 동물에 비해 단명한다."

그렇다면 어째서 쓸모없을 뿐만 아니라 해가 되기까지 하는 기관인 대장이 포유동물에게만 달려있는 건가? 메치니코프박사는 이렇게 설명했다.

"야생동물은 적을 쫓거나 쫓길 때 민첩하게 행동해야 한다. 그 운동이 빠르고 더딘 것이 곧바로 생명에 직결하기 때문에 운동 중에 배설할 틈이 없다. 그래서 운동중에는 배설물을 체내에 모아두지 않으면 안 된다. 대장이 발달한 것은 이런 필요 때문이며 인간의 대장도 옛날 야생동물이었던 시대의 유물에 지나지 않는다. 현대인에게 대장은 쓸모없는 물건이다."

그러나 야생 생활에서 벗어난 현대인들에게조차 대장은 여전히 필요한 기관이다. 문화생활을 영위하는 현대인들에게 변을 임시로 저장할 수 있는 대장이 없다면 곤란하다. 일터에서 집에서 사교모임에서 볼썽사나운 일들이 벌어질 테니까 말이다. 따라서 대장 내에서 벌어지는 유해한 부패작용을 어떻게 처리할까가 문제이다.

또한 대장과 관련해서 기억해두어야 할 점은 뇌와 장과의 관계이다. 니시건강법에서 뇌는 장과 밀접한 관계가 있다고 여긴다. 뇌일혈은 숙변에 의해 일어나기 쉽다. 오른쪽 상행결장에 숙변이 고이면 오른쪽 뇌에 출혈이 일어나고 왼쪽의 하행결장에 숙변이 고이면 왼쪽 뇌에 출혈이 일어난다.

게이오 대학 의학부의 가와카미 교수는 1936년 『노쇠의 원인』이라는 책을 펴냈다. 가와카미 박사는 뇌출혈로 죽은 100명의 환자를 연구했다. 그 결과 그 중 93명이 생전에 자신에게 뇌출혈이 있는 것을 알지 못했다. 그들을 치료한 의사 역시 마찬가지였다. 그렇다면 뇌출혈의 기미를 일찍 알아낼 수는 없는 걸까.

이 현상의 원인을 알아내고자 교수는 동물실험을 했다. 토끼에게 인공적으로 장폐색을 일으켜 죽게 하고 뇌를 해부해 보니 역시나 뇌출혈이 일어나고 있었다. 뇌의 출혈 장소는 장폐색의 장소에 따라 달랐으며, 장폐색의 위치와 뇌출혈을 일으키는 위치에는 상관관계가 있었다. 또 폐색된 장의 점막을 건강한 토끼에게 주사하니 그 토끼 역시 죽었다. 죽은 토끼의 뇌를 해부해보자 역시 뇌에 출혈이 있었다.

가와카미 교수는 이 연구로 다음과 같은 결론을 도출했다. 장폐색이 일어나면 장에서 일종의 독소가 만들어진다. 그 독소가 뇌에 이르면 뇌혈관에 장애를 준다. 결국 뇌출혈을 일으키는 것은 장폐색이며 장폐색의 원인 중 하나가 숙변의 정체이다.

여러분은 켈로그 박사의 이름에 대해서도 많이 들어보았을 것이다. 시리얼의 대명사인 켈로그가 그의 이름을 따서 만들어졌다. 그는 운동과 채식을 통해 건강한 삶의 중요성을 전파했던 사람이기도 하다. 켈로그 박사는 그의 저서 『배의 위생』에서 이렇게 말했다. "청결한 장은 1톤의 화장품보다 낫다."

여성들 사이에서 건강한 민낯을 그대로 보여주는 화장법이 유행이다. 이처럼 건강한 피부에 대한 관심이 높아져간다. 아무리 좋은 화장품을 써도 장이 건강하지 않은 사람의 피부는 좋아질 수 없다. 피부미인으로 거듭나고 싶다면 화장품에 돈을 쏟아 부을 것이 아니라 장 건강을 위해 노력해보자.

05 피부를 숨쉬게 하자

피부는 내장의 거울이다

피부의 여러 가지 기능

1. 피부 호흡

미국의 환기연구위원회가 재미있는 실험을 했다. 한 사람이 겨우 들어갈 만한 상자를 만들어 그 속에 사람을 집어넣었다. 나쁜 공기를 집어넣자 그 안에 있는 사람은 답답해서 견딜 수가 없게 되었다. 이번에는 얼굴만을 상자 안에 넣고 목의 아래쪽은 신선한 공기에 노출되게 했다. 그러자 안에 있는 사람은 그다지 고통스러워하지 않았다. 피부호흡을 통해 신선한 공기를 흡입했기 때문에 피험자는 견딜 수 있었다.

사람들은 입과 코 같은 호흡기 뿐 아니라 피부로도 호흡을 한다. 피부호흡의 중요성에 대해 간과하기 쉽다. 그러나 피부 호흡이 나빠지면 체내에 유독가스, 즉 일산화탄소가 증가한다. 니시건강법에서는 이것을 암의 근본원인이라 보고 있다. 그러므로 피부호흡을 통해 일산화탄소를 몸에서 배출해야 한다. 그러기 위해서는 옷 역시 두껍게 입지 말아야 한다. 피부호흡에 방해가 되기 때문이다.

이 지구상에서 옷을 입는 동물은 인간뿐이다. 다른 동물들의 피부는 두꺼운 털로 싸여있다. 의복을 입게 된 덕분에 인간은 혹독한 추위에서 살아남았다. 의복의 두께와 냉난방 장치를 통해 더위와 추위를 조절해가며 편안하게 지내기도 했다.

그러나 의복과 냉난방장치와 같은 문명의 이기에는 만만찮은 부작용이 있다. 바로 피부의 자연적인 조절능력을 잃게 하는 것이다. 피부에는 앞서 설명한 호흡작용 외에도 체온조절작용, 흡수작용 등 중요한 기능이 있다. 그러나 사람들은 문화생활을 하는 동안 이 중요한 기능을 점차 잃어간다. 냉방병이 피부의 기능상실을 보여주는 대표적인 예이다. 우리 몸이 여름의 기온에 익숙해져 있을 때 갑자기 차가운 공기에 노출되면 냉방병에 걸린다.

우리 몸이 기온차이에 제대로 적응하지 못하기 때문이다. 온도의 변화에 따른 신체의 조절 능력은 5도° 내외이다. 아무리 더워도 실내와 실외의 온도차가 그 이상을 넘어서면 우리 몸의 조절 능력에 이상을 가져오기 쉽다.

2. 체온조절

날씨가 추워지면 자기도 모르게 몸서리를 친다. 이처럼 몸을 부르르 떨면 체내에 열이 발생한다. 자신도 모르는 사이에 인체에 있는 열 센서 기관이 작동한 셈이다. 또한 추위가 파고들면 우리는 저절로 몸을 웅크린다. 체표면을 작게 해서 열을 덜 빼앗기려는 행동이다.

반대로 운동을 해서 갑자기 체온이 올라가면 피부에서 땀을 분비해서 체온을 낮춘다. 여기서 주의해야 할 점이 있다. 땀을 흘리면 체온조절에는 도움이 되지만 그러면서 잃어버린 수분과 염분, 비타민 C를 보충해야 한다. 흔히 여름을 탄다고들 하는데 땀과 함께 잃어버린 성분을 보충하지 않아서이다.

우리 조상들이 여름에 보양식을 먹은 이유는 이처럼 수분과 염분과 함께 잃어버린 영양분을 보충하려는 의도였다. 이처럼 여름을 지내며 건강에 유의하면 가을에 감기에 쉽게 걸리지 않게 된다.

3. 흡수작용

또한 피부는 수분과 공기 중의 산소, 화장품, 약물을 흡수한다. 피부에서 약을 흡수하게 하면 혈관으로 느릿하게 침투해 간다. 이런 성질을 이용하여 피부에 붙이는 패치(patch)를 통해 갖가지 질병을 치료한다.

목욕물에 창포나 유자 등 과일껍질을 넣으면 그 안에 있는 비타민 C가 피부를 통해 흡수된다. 옛 사람들은 겨울에 신선한 채소를 먹을 기회가 적었을 것이고 이런 방법을 통해 직접 피부에 비타민 C를 보급했다.

이런 작용 때문에 때로 몸에 안 좋은 물질이 흡수되기도 한다. 더러워진 속옷을 입으면 땀이나 지방 같은 노폐물이 피부로 다시 흡수된다. 농약 같은 독극물 역시 호흡기나 음식 뿐 아니라 피부를 통해서도 흡수된다.

특히 많은 살초제가 살포된 골프장에서는 피부를 노출해서는 안 된다. 자외선뿐만 아니라 살초제로부터 피부를 보호하기 위해 골프장에서는 긴 소매 옷을 입도록 하자.

피부는 건강의 바로미터

"무슨 일 있어? 안색이 왜 이리 안 좋아?"

"그 친구 몸이 안 좋은 모양이야. 얼굴빛이 영 아니더라고."

흔히 들을 수 있는 말이다. 몸의 내부에 질환이 있으면 제일 먼저 피부에 나타난다. 간장이 나쁘면 황달이 나타나고, 심장이 나쁘면 피부가 붉어진다. 위가 나쁘면 피부가 푸른빛을 띠고 담낭이 나쁘면 오렌지색이 얼굴에 돈다. 얼굴이 검어지면 신장에 문제가 있다는 증거이다. 빛깔이 변할 뿐 아니라 피부는 광택이 없어지고 거칠어진다.

피부색과 관련해 재미있는 건강법이 있다. 바로 일상에서 본인의 피부색에 잘 맞는 색채를 사용하는 것이다. 컬러 테라피가 바로 그것이다. 자신에게 맞는 색은 심신의 안정에 도움이 된다고 한다. 의복이나 가구, 조명의 색채를 자신에게 잘 어울리는 색깔로 바꿔보는 것은 어떨까.

옛날부터 명의들은 안색을 보고 환자의 상태를 알아차렸다. 중국 고대의 명의였던 편작이 제(濟)나라의 왕 환공을 만났을 때의 일이다. 편작은 환공을 보고 이렇게 말했다.

"군주는 병이 들었습니다. 아직은 병이 피부에 머무르고 있어 괜찮지만 방치해서는 안 됩니다."

환공은 이 말을 듣고 기분이 상했다. 게다가 편작의 말을 흔한 장삿속으로 여겨 상대하지 않았다. 5일이 지난 후 다시 환공을 만난 편작은 병이 이미 혈액까지 진행해 있다고 아뢰었다. 그러나 환공은 역시 말을 듣지 않았다.

다시 5일 후에 편작은 병이 내장기관에 이르렀다고 말했다. 환공은 그 역시 무시했다. 다시 5일 후 편작은 환공을 만났지만 이번에는 멀리서 인사만 하고 가버렸다. 환공이 이상하게 여겨 사람을 시켜 캐묻자 편작은 이렇게 답했다.

"병이 피부에 있는 동안은 탕제나 연고로 고칠 수 있습니다. 혈액에까지 진행해도 침으로 고칠 수 있습니다. 위장에까지 이르러도 약을 먹어 고칠 수 있습니다. 그러나 골수에 달하면 생사를 관장하는 신조차도 손을 쓸 수가 없습니다. 그래서 아무 말도 하지 않았던 것입니다."

닷새가 지나자 환공은 통증을 느껴 편작을 찾았다. 그러나 편작은 이미 제나라로 도망친 후였다. 며칠이 지나자 환공은 병으로 죽고 말았다. 이 이야기는 안색으로 건강을 가늠할 수 있음을 말해준다. 피부는 건강의 바로미터인 셈이다.

한비자(韓非子)에는 "명의는 피부를 목표로 하여 고친다. 그런데 모두 이것을 경시하고 있다."라는 말이 있다. 기원전 3세기에 이미 사람들은 피부와 건강의 상관관계를 알고 있었던 것이다.

'피부는 내장의 거울'이라는 말은 내장에 질환이 있으면 피부에 병변이 난타난다는 말이다. 예를 들어 피부에 습진이 나타났을 때 약을 발라 증상을 내부로 밀어 넣으면 독소가 침투하여 내장의 병을 악화시킨다.

1968년 일본에서 발생한 일명 가네미 유증(油症)사건은 이런 생체의 메카니즘을 잘 보여준다. 1968년 일본 가네미 지방에서는 여드름과 비슷한 피부병 환자들이 많이 발생했다. 보건당국에서 역학조사를 한 결과 원인이 밝혀졌다.

"가네미 회사"에서 식용유를 만들 때 열처리에 쓰인 파이프가 부식되어 식용유 속에 파이프의 PCB성분이 들어갔다. 그 결과 식용유를 먹은 사람들에게 간 장애, 여드름 형태의 피부병, 내분비교란, 탈모 등의 증상이 나타났다. 특히 피부에 나타난 증상이 심했다. 규슈대학의 병원에서 특별 연구반을 만들어 치료했지만 별다른 성과가 없었다.

그런데 당시 일본에서 단식을 연구하던 의사 이와무라 선생이 환자들에게 단식요법을 행하자 큰 치료효과가 있었다. 규슈대학에서도 단식요법이 효과가 있다는 것을 공식적으로 인정했다.

왜 단식요법이 효과적이었을까? 인체는 PCB라는 독물을 체외로 배출하지 않으면 안 된다. 그러나 신장만을 통해 배설하면 신장에 큰 무리가 간다. 그래서 인체는 피부를 통해서 독소를 배설하는데 이것이 여드름 형태의 피부병으로 나타난 것이다.

즉 이 기이한 피부병은 PCB를 배설하여 고치려는 인체의 자가치유였던 것이다. 현대의학에서는 단지 이 증상을 피부병으로밖에 보지 못하여 약을 바르게 하는데 이것이 도리어 독물을 체내로 다시 밀어 넣게 된다.

이 사례뿐 아니라 모든 피부병은 약으로 억누르려 하면 원래 있는 내장의 질환을 악화시킨다. 단식요법으로 영양을 제한하면 인체가 지닌 자가 치유력이 강력하게 작용한다. 생체반응에 의해 스스로를 치료하는 셈이다.

피부가 내장의 거울인 것처럼 내장 역시 피부의 거울이다. 즉, 내장의 질병 역시 피부에 의해 알 수 잇게 된다.

피부는 모공을 통해 노폐가스를 배설하고 한선에 의해 혈액 중의 노폐물을 배설한다. 니시 건강법에서는 언제나 모공이나 한선을 막지 않아 피부기능이 정상적으로 유지되도록 애쓴다.

니시건강법에서는 피부를 건강하게 하는 방법으로 나체요법을 권장한다. 피부를 외기에 노출하는 간단한 방법이지만 많은 병을 예방하고 치료할 수 잇다. 또 냉온욕을 반복하면 효과적이다. 나체요법과 냉온욕을 하는 방법은 뒤에 자세히 설명하겠다.

06 혈액순환의 비밀병기
글로오뮈

■ 혈액순환을 보는 다른 시각 ■

　지금 이 글을 읽고 있는 이 순간에도 혈액은 당신의 몸을 순환하고 있다. 우리는 심장의 박동을 통해 혈액이 온몸을 돈다고 배워왔다. 이 '심장 펌프설'은 17세기에 영국의 윌리엄 하비(harvey)라는 의사가 세운 학설이다. 하비는 근대의학사에서 중요한 역할을 한 인물이다.
　하비 이전에는 혈액 생성에 대해 이렇게 생각했다. 음식물을 통해 들어온 영양분이 간에서 혈액으로 변하여 몸속에서 다니다가 신체의 말초부분에서 사라지고, 남은 피는 심장 우심실로 들어간다는 생각이다. 현대를 살아가는 우리들이 보기에는 다소 황당한 이야기일 수밖에 없다. 하비는 관찰과 실험을 통해 혈액은 심장을 통해 신체를 순환한다는 것을 밝혀냈다.
　그러나 하비의 이론 역시 맹점은 있다. 심장이 없는 동물의 혈액순환은 어떻게 이루어지는가? 물의 4~5배나 되는 점착력이 있는 혈액이 겨우 주먹 만한 크기의 심장에 의해 온몸을 순환할 수 있을까? 더구나 심장 크기의 1/4인 좌심실의 수축력에 의지해 직경 5/1000mm 정도의 모세혈관 51가닥을 22초 동안에 순환한다는 것은 역학적으로 설명하기 어렵다. 또한 모체에서 태아로의 혈액순환은 어떻게 설명할 것인가.

또한 시체를 해부하면 동맥에는 피가 없다. 심장의 펌프작용으로 혈액이 순환한다면 심장이 멎었을 때에는 동맥 속에 혈액이 차 있을 것이다. 심장의 펌프작용이 멈추었기 때문에 동맥에 있는 피가 몸의 다른 곳으로 보내지지 않기 때문이다. 그런데 왜 동맥에는 피가 고여 있지 않을까.

여기에 대한 니시 선생은 새로운 가설을 내세웠다. 혈액순환의 원동력은 심장이 아니라 모세혈관이라는 것이다. 니시 선생은 이렇게 말한다.

"비록 심장이 멎더라도 얼마동안은 세포가 살아 있으며 혈액을 요구한다. 세포에 혈액을 공급하는 것은 모세혈관이며 혈액을 당기는 힘은 모세관 현상이다. 그것이 동맥으로부터 혈액을 빨아들이는 것이다. 즉 혈액순환의 원동력은 모세혈관에 있다. 심장은 혈액순환을 조절하는 탱크라고 생각하면 아무런 모순 없이 모든 것을 설명할 수 있다."

혈액순환의 원동력

인체에서 혈액은 심장의 좌심실에서 대동맥으로 흘러 소동맥을 지나 모세혈관에 이른다. 그리고 소정맥으로 흘러들어 심장의 우심방으로 들어간다. 동맥을 흐르는 피를 동맥혈이라 부르며 정맥을 흐르는 것이 정맥혈이다.

정맥혈은 우심실에서 폐로 흘러가 거기서 동맥혈이 되고, 좌심방에 들어가 좌심실에서 대동맥으로 순환이 된다. 정맥관에는 정맥판이 있어서 한 번 흘러든 혈액은 역류가 안 되며 정맥관은 수축 작용을 해서 혈액을 내보낸다.

여기까지는 우리가 생물시간에 배워 익히 알고 있는 내용이다. 그런데 인체에는 큰 혈관 외에도 무려 51억 가닥이나 되는 모세혈관이 있어 400조나 되는 세포에 영양을 보낸다. 모세혈관에 있는 구멍을 통해 세포가 영양과 산소를 빨아들이고 노폐물과 탄산가스를 내보낸다. 이처럼 모세혈관은 인체에서 중요한 역할을 한다.

모세혈관의 기능을 더 자세히 살펴보자. 모세혈관의 소정맥에 노폐물이 들어오면 소정맥은 수축하여 정맥혈을 내보낸다. 그 때 모세혈관과 소정맥의 접합부에 순간적으로 진공이 생긴다. 여기서 바로 모세관 작용이 일어나는 것이다.

그렇다면 모세혈관이 수축했을 때 소동맥관 안에 있던 혈액은 어떻게 될까. 수축된 모세혈관에 차단되어 혈액은 갈 곳이 없지 않을까. 니시건강법은 이렇게 설명한다. 모세혈관의 앞쪽에 소동맥에서 소정맥을 향해 하나의 통로가 뚫려 있다. 이 우회로(바이패스:우회

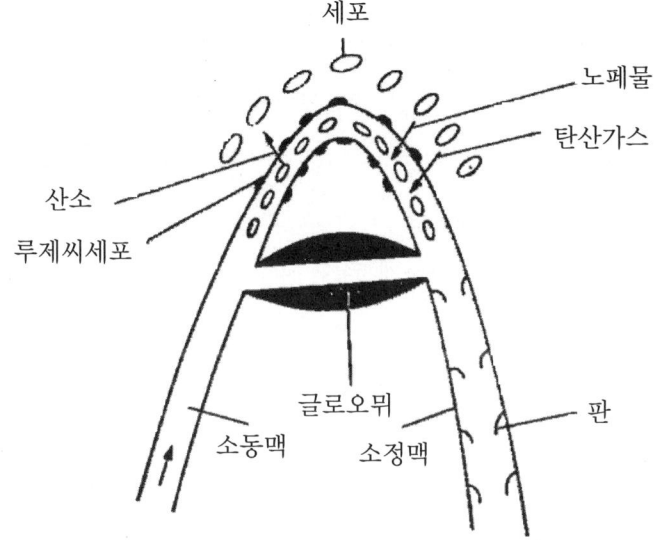

모세혈관과 글로오뮈

로)가 바로 동정맥문합(動靜脈吻合)이며 글로오뮈라고도 부른다.

혈액은 이 글로오뮈를 통해 소동맥에서 소정맥으로 직접 흘러들어간다.

모세혈관 한 가닥에 글로오뮈가 반드시 한 가닥씩 붙어있다. 인체 전체에는 모세혈관과 글로오뮈가 약 50억 쌍이나 된다. 이토록 많은 모세혈관망이 위에 설명한 운동을 한다고 생각해보자. 어마어마한 힘을 지니지 않을까. 니시 선생은 이와 같은 모세혈관의 운동을 혈액순환의 원동력이라고 생각했다.

심장이 약해져 병원에 온 환자에게 보통 강심제를 쓴다. 약해진 심장 박동을 억지로 강하게 하기 위해서이다. 그러나 혈액순환의 원동력이 심장이 아니라 모세혈관이라고 생각하는 관점에서 보면 위험천만한 행동이다.

　세포가 쇠약해져 영양이 필요하지 않을 때면 모세혈관이 혈액을 빨아들이지 않는다. 모세혈관이 힘차게 빨아들이지 않기 때문에 심장의 박동이 느려지는 것은 당연한 일이다. 그 상황에서 강심제를 써서 심장의 박동을 강하게 하는 것은 출구가 막힌 배수구에 억지로 펌프질을 하는 일과 같다.

　오히려 심장에 무리를 가하게 된다. 이런 때에는 먼저 세포가 활기를 되찾게 해야 한다. 세포가 회복되면 자연스럽게 모세혈관에서 영양을 받아들이게 되고 혈액순환은 자연히 좋아진다. 심장의 기능 역시 함께 회복하게 된다.

모관운동으로 글로오뮈를 활성화하자

　모세혈관망은 전신에 분포해 있지만 특히 수족의 진피에 많고 손끝과 발끝에 가장 많다. 모세혈관망이 사지말단에 가장 많이 있다는 점에 착안한 건강법이 있다. 바로 모세관 현상 발현운동, 줄여서 모관운동이다. 뒤에 자세히 쓰겠지만 모관운동을 하는 방법은 간단하다. 똑바로 누워 두 팔과 다리를 어깨폭 넓이로 수직으로 세우고 가볍게 손발을 털어준다.

　모관운동으로 가벼운 상처를 빨리 낫게 하는 방법도 있다. 손에 상처가 나면 심장보다 높이 손을 들어 올려 가볍게 진동운동을 한다. 그러면 소독할 필요 없이 낫는다. 상처를 위치보다 높이 들어 올려서 깨끗한 혈액을 환부로 보낸다.

진동운동을 해서 환부의 모세혈관에 자극을 주어 모세혈관이 수축하게 된다. 모세혈관이 수축하면 환부 세포로의 혈류가 차단되어 세포는 단식 상태가 된다 .이 때 차단된 혈류는 아까 설명한 대로 소동맥에서 글로오뮈를 지나 직접 소정맥으로 흘러간다. 그렇게 되면 세균이 번식하지 못하게 되어 곪거나 덧나지 않고 낫게 된다.

모관운동으로 잘라진 손가락을 완전하게 붙인 사례도 있다고 한다. 가벼운 상처쯤은 반창고를 붙이는 대신 모관운동으로 낫게 하면 어떨까.

글로오뮈는 생후 2~3개월까지는 없다가 그 이후에 생기기 시작해서 21세 경에 완전히 생성된다. 그러나 40세 이후에는 나이가 들어감에 따라 조금씩 그 수가 감소된다. 그러나 본래 글로오뮈는 100세까지 수명을 다하는 것이 정상이다. 잘못된 생활방식으로 소중한 글로오뮈가 제 역할을 못하고 죽어가는 것이다.

글로오뮈가 감소하는 원인은 무엇보다도 알콜과 당분을 많이 섭취해서이다. 알콜 과잉이 되면 동맥경화증이 와서 글로오뮈는 딱딱해지고 개방된 상태로 변한다.

그 결과 혈액순환의 조절기능이 손상되어 뇌출혈이나 신장병, 암을 일으킨다. 또한 설탕을 과다하게 섭취하면 인체는 당뇨병에 걸리기 쉽게 된다. 그 과정에서 글로오뮈는 사라지고 연화되고 위축되어 당뇨병, 폐결핵, 암, 피부병에 걸리고 만다.

다행스럽게도 글로오뮈는 한 번 사라져도 재생할 수 있다. 그 때 필요한 것이 생수와 생채소이다.

생수와 생채소가 부족하면 혈액의 농도가 진해져 글로오뮈가 염증을 일으킨다. 그러므로 술을 한 잔 마실 때마다 그 3배의 생수를 마시고, 설탕을 섭취할 때마다 생채소와 생수를 곁들이는 습관을 들이자.

뒤에 자세히 이야기할 모관운동, 나체요법, 냉온욕은 글로오뮈를 수축, 확대시킴으로써 활성화하는 방법이다.

고혈압 역시 모관운동으로 모세혈관망의 장애를 고쳐써 고칠 수 있다. 신장병, 특히 손발이 붓는 현상 역시 효과를 볼 수 있다.

심지어 손가락이나 발가락이 썩어 들어가는 탈저라는 병에도 효과를 나타낸다. 사보 쿠젠이라는 일본의 배우는 탈저 때문에 발을 절단할 위기에 처했다. 그러나 모관운동을 꾸준히 한 결과 발을 절단하지 않고 병을 고쳤다. 혈액순환이 안 되어 생기는 모든 병에 모관운동은 효과를 나타낸다.

07 건강한 정신, 건강한 몸

자율신경을 조절하자

걱정거리가 있어 입맛이 없다. 식사를 제대로 하지 못했더니 정신은 더욱 피폐해졌다. 몸이 아파서 집에만 있었더니 기분마저도 우울해졌다. 우울해진 기분 때문인지 이곳저곳이 더 아파오는 것 같다.

흔히 우리 주변에서 찾아볼 수 있는 이야기다. 반대의 경우도 있다. 미국의 어느 암환자는 암 선고를 받은 후 일 년 간 코미디 영화만 보며 웃고 지냈더니 암이 깨끗하게 나았다고 한다.

이처럼 우리의 정신과 몸의 건강은 함수관계가 있다. 예로부터 서구사회는 정신과 육체를 분리해서 생각해왔다. 플라톤의 이원론적 세계관에서 비롯된 전통 때문이다. 그러나 우리의 정신은 신체와 떼놓을 수 없다.

신경성 위장병, 스트레스성 질환에서 알 수 있듯이 우리의 정신건강은 바로 건강과 직결된다. 불안하면 심장이 두근거리고, 실연이라도 당하면 식욕이 없어진다. 과도한 스트레스가 암세포의 증식을 가져오고, 심각한 사고에서 살아남은 사람은 외상후 스트레스 장애에 시달린다.

이와는 반대의 사례 역시 많이 있다. 심각한 병에 걸린 사람이라도 마음을 굳게 먹으면 빨리 기력을 회복한다. 밝고 긍정적인 사람일수록 질병에서 빨리 회복된다는 사실은 널리 알려져 있다.

그렇다면 마음의 상태가 어떻게 건강에 영향을 주는 것일까. 마음의 상태가 직접 몸에 작용하는 것은 아니지만 자율신경에 영향을 주게 된다. 자율신경의 조절에 나쁜 영향을 미치면 항상성의 밸런스는 무너지게 마련이다.

인간에게는 두 개의 신경체계가 있다. 하나는 뇌척수신경의 지배를 받으며 의지로써 제어되는 신경이다. 손발을 움직이거나 무언가를 보고 들을 때 사용하는 신경체계이며 동물성 신경이라고도 부른다.

또 하나의 신경체계는 우리의 생리활동을 관장하는 자율신경이다. 자율신경은 심장 고동, 혈압, 임파액의 순환, 소화흡수, 배설, 호르몬이나 효소의 작용 등을 지배한다. 이들 신경은 우리 마음대로 조절할 수 없다.

모든 생리작용을 의식적으로 조절해야 한다면 얼마나 피곤한 일이겠는가. 마음대로 심장의 고동을 멈춰버릴 수 있다면 그 또한 문제가 될 것이다. 이들 신경체계를 식물성 신경이라고도 부른다.

자율신경은 서로 반대의 작용을 하는 교감 신경과 부교감신경으로 이루어져 있다. 각 기관은 이들 두 개 신경의 팽팽한 상호작용에 의해 제 기능을 한다. 심장에서 일어나는 일을 살펴보자. 교감신경이 흥분하면 고동이 빨라지고, 부교감신경이 흥분하면 고동은 느려진다. 이 둘이 조화롭게 작용하면 심장은 1분 동안 약 70회 전후 뛰게 된다. 너무 느리지도 빠르지도 않은 움직임이다. 성격이 다른 두 사람이 조화를 이루듯 교감신경과 부교감신경의 조화로 우리 몸은 제대로 기능한다.

자율신경은 이처럼 더위나 추위, 외부자극 등에 대응해 인체의 항상성을 유지하게끔 한다. 환경의 변화에 대한 생체의 반응을 스트레스라고 한다. 우리 인체가 항상성을 회복하려고 애쓰는 일련의 생리학적 적응 과정인 셈이다.

스트레스를 받는다는 표현을 자주 하는데 엄밀히 말하면 잘못된 표현이다. 자극을 주는 요인을 '스트레서'라고 하며 거기에 대한 우리 몸의 반응이 스트레스인 것이다. 나를 피곤하게 하는 김부장이 '스트레서'라면 그 때문에 혈압이 오르는 것은 스트레스이다.

이처럼 스트레스는 환경으로부터의 모든 자극에 대한 반응을 말하며 유기체가 살아가는 한 반드시 겪을 수밖에 없다. 그러나 자극이 너무 강해서 인간의 방어체계를 넘어서는 경우 '스트레스성 질환'이 일어난다.

과학자들은 스트레스가 질병을 일으키는 것을 알아냈다. 쥐 몇 마리를 아주 좁은 바구니에 가두어 두었다. 그러자 쥐들은 위궤양에 걸렸다. 이번에는 쥐들에게 아주 시끄러운 소리를 계속 듣게 했다. 그러자 쥐들의 뇌에 활성산소가 발생했다.

자율신경을 조작할 수는 없을까

어쩌면 현대인들의 생활도 좁은 바구니에 든 쥐들과 다를 바가 없다. 그렇다면 과도한 스트레스를 스스로 조절할 방법은 없을까. 사실 스트레스가 모든 사람에게 똑같이 작용하지는 않는다. 같은 스트레스 요인을 겪어도 어떤 사람들은 과도하게 힘들어 하면 어떤 사람은 그런 자극을 삶의 활력소로 이용하기도 한다. 왜 이런 차이가 생기는 걸까.

스트레스는 최종적으로 대뇌피질(대뇌변연계)에서 제어한다. 대뇌변연계는 인간의 정신세계와 관련하여 최근 주목받는 영역이다. 유전공학, 뇌영상촬영, 신경생리학의 발전과 더불어 활발한 연구가 이루어지고 있다.

변연계는 감정을 관장하는 편도와 기억을 저장하는 해마, 감정변화에 따라 행동이나 내분비계를 변화시키는 시상하부로 구성되어 있다. 시상하부를 통해 마음의 상태에 따라 신경전달물질이 분비된다.

화가 나면 노드아드레날린이 분비되고, 두렵거나 놀랐을 때는 아드레날린이, 기쁘거나 즐거울 때면 도파민이 분비된다. 시상하부는 자율신경이나 호르몬 분비만 하는 것이 아니라 체온, 혈압, 식욕 등을 조절하기도 한다.

이처럼 신체는 마음의 움직임을 직접 몸에 반영한다. 그렇다면 자율신경은 마음대로 조절할 수 없는 것일까. 아까도 설명했듯이 자율신경은 생명유지의 기본시스템이기에 의지대로 조작할 수는 없다. 그러나 다행히도 자율신경은 우리 의지가 절대 개입할 수 없는 자동조종장치가 아니다. 자율신경 역시 우리 의지에 따라 조금은 조종할 수 있다. 그러나 우리 인체는 그런 기능을 많이 잃어버렸다.

어떻게 하면 자율신경의 조정력을 되찾을 수 있을까. 거기에 대한 해답은 우리가 가지고 있다. 각자 스트레스를 해소하는 자신만의 방법을 찾는 것이다. 그리고 스트레스에 굴복하지 말고 정면으로 돌파해보자. 실직이라는 똑같은 스트레스 상황이 주어진다고 가정하자.

어떤 사람은 스트레스 때문에 만성 위장병을 얻어 고생한다. 다른 사람은 실직을 계기로 자기에 대해 돌아보고 자신에게 맞는 직장을 구하려 애썼다. 어느 쪽이 현명한 태도일지는 금방 구별할 수 있다.

각자에게 맞는 휴식이나 기분전환, 명상 등으로 평상심을 회복하도록 노력해야 한다. 어떤 사람은 노래방에 가서 고래고래 노래를 부르기도 하고 어떤 사람은 조용히 자연에서 지내는 방법을 택하기도 한다.

더 적극적으로 자율신경의 조정력을 회복하는 방법을 소개한다. 척추의 운동을 하면 교감신경이 긴장하고, 복부운동을 하면 부교감신경이 긴장한다. 이처럼 배복(背腹)운동을 동시에 하면 고감신경과 부교감신경이 모두 가동되어 평형상태가 된다. (배복운동을 하는 방법은 뒤에 자세히 설명하겠다.)

바로 이때 체액은 산과 알칼리가 평형을 이루어 중화상태가 된다. 내장 기능 역시 완전히 가동한다.

신체적으로 가장 건강한 상태가 되는 것이다. 마음이 편하고 안정되어 있을 때에는 교감신경과 부교감신경이 평형을 이룬다. 배복운동을 함으로써 이런 상태를 물리적으로 만들어내는 것이다.

이 상태에서 사람의 정신력이 가장 잘 발휘될 수 있다. 이 순간 "나는 반드시 나을 수 있다."라고 강하게 염원해보자. 건강회복에 큰 도움이 될 것이다.

냉온욕 역시 자율신경의 회복에 도움이 된다. 냉온욕은 냉수와 온수에 번갈아 들어가는 목욕법이다. 냉수욕에 의해 교감신경을 긴장케 하고, 반대로 온수에 들어가 부교감신경을 긴장하게 하여 각 신경을 똑같이 작용하게 한다.

배복운동을 했을 때처럼 몸이 중화상태가 된다. 역시 우리 마음의 염원을 실현시킬 수 있는 절호의 기회이기도 하다.

08 영양과잉이 문제되는 현대인의 식생활

잘못된 영양학이 불러온 불균형

우리가 오늘 저녁식사로 먹은 음식을 떠올려보자. 보글보글 끓어오르는 된장찌개, 김이 오르는 쌀밥, 감자조림과 돼지고기 수육……. 모두 굽거나 삶거나 튀겨서 조리한 음식들이다. 음식물을 조리해서 먹는 존재는 자연계에서 오직 인간뿐이다.

음식물을 조리할 때 영양소의 변화를 살펴보자. 음식물을 삶으면 그 속에 있는 단백질은 1/2로 줄어든다. 염분 역시 1/4로 줄어든다. 따라서 인간이 몸에 필요한 단백질이나 염분을 섭취하려면 날 것으로 먹을 때보다 두 배에서 네 배나 섭취해야만 한다는 결론이 나온다. 사람이 다른 동물에 비해 비교적 많은 음식을 먹는 이유가 여기 있다.

열에 의해 응축되고 변형된 영양소를 흡수하려면 소화기관은 그만큼 부담을 떠안게 된다. 또 음식물의 양이 많기 때문에 장에서 유해한 가스가 발생한다. 그만큼 몸은 과로에 시달려 노쇠현상이 일어난다.

또 사람이 먹는 음식물이 정제되어 있는 것도 문제다. 생선이나 육류는 머리, 뼈, 내장을 제거해서 조리한다. 가장 중요한 영양소가 있는 부위를 버리고 찌꺼기를 먹는 셈이다.

백설탕, 백미, 흰 빵을 먹는 것은 더 해롭다. 이들을 얻는 과정에서 꼭 필요한 영양소는 버려지고 만다. 이들 정제된 음식만을 먹으면 결국 당뇨나 암 같은 질병에 걸린다. 입에 부드러운 것을 먹으려는 대가치고는 너무 혹독하다.

하루에 2400칼로리?

흔히 쓰이는 칼로리란 단어는 음식의 영양가를 열량으로 환산한 단위이다. 1g의 물을 1도 높이는 데 약 일 칼로리의 열량이 필요하다. 성인 남자에게는 하루 2400칼로리, 여자에게는 2000칼로리가 필요하다는 말은 상식처럼 되어있다. 그러나 과연 사람들에게는 그만큼의 영양소가 필요할까.

요즘 젊은이들의 체격은 좋아졌다. 그만큼 많은 칼로리를 섭취해서일 수도 있다. 그러나 그들의 체력은 체격을 따라가지 못한다. 그렇다면 이들을 건강하다고 말할 수 있을까. 부실한 체력의 젊은이들을 보면 속 빈 강정이란 말이 떠오른다.

사람들이 필요로 하는 영양소는 제각기 다르다. 많은 양을 먹어야 하는 사람이 있는가 하면 그다지 먹지 않아도 살 수 있는 사람도 있다. 한 사람이 먹어야 하는 영양소의 양을 일반화할 수 없다는 이야기다.

영양학자들은 하루에 필요한 단백질, 당질, 지방의 양을 자세히 열거한다. 그러나 영양학자들이 권장하는 양을 먹으면 영양소가 과잉되기 쉽다. 나이가 많거나 이미 몸에 영양이 남아돌아 칼로리를 많이 필요로 하지 않는 사람에게는 더욱 그렇다. 단백질이 과잉되면 고혈압, 뇌일혈, 협심증, 관절염, 감기 등에 걸리기 쉽다. 당질이 과잉되면 당뇨병이나 피부병에 걸린다. 우리나라 사람들이 잘 먹기 시작했을 때부터 온갖 성인병(생활습관병)에 시달리게 되었다고 말해도 과언이 아니다.

사람은 기계가 아니듯이 음식물은 단지 연료가 아니다. 그러나 영양학자들은 음식물을 영양소와 칼로리라는 단위로 환원한다. 사람들에게 필요한 영양소를 깨알 같은 수치로 늘어놓는다.

그러나 채식주의자들은 아무런 동물성 단백질을 섭취하지 않고도 잘 살아간다. 올림픽 육상종목 9관왕인 칼 루이스는 채식주의자이다. 세계 최고의 육상선수 역시 동물성 단백질을 섭취하지 않고도 충분히 근육량을 유지한다. 미국 프로 농구 스타 B.J. 암스트롱 역시 채식주의자이다.

이처럼 충분한 근력을 필요로 하는 운동선수조차 채식만으로 충분히 최고의 실력을 낼 수 있다. 니시 선생은 거기서 더 나아가 단백질이나 지질을 섭취하지 않고 생야채만 먹고 생활한 적이 있다. 그래도 건강상에 아무런 문제가 생기지 않았다.

3대 영양소는 몸속에서 변환한다.

사람이 먹는 음식은 여러 가지 영양소로 구성되어 있다. 유기물로는 단백질, 지질, 당질이 있고 거기에 미량의 비타민류가 있다. 그 외에는 수분과 무기염류로 구성되어 있다. 이들 중 단백질, 지질, 당질을 특별히 3대 영양소라 부른다.

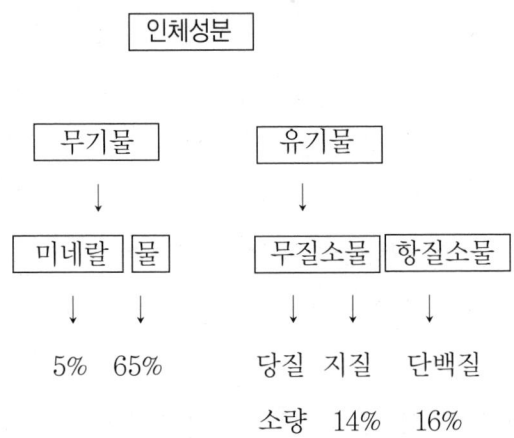

현대 영양학은 특별히 단백질의 섭취를 권장한다. 단백질은 사람의 체내에서 당질로 변화하지만 거꾸로 당질은 절대로 단백질이 되지 않는다고 생각해서이다.

지방질 역시 당질이 되고 당질 역시 지방질이 되지만, 지방질 역시 단백질로 변화하지는 않는다고 여긴다. 결국 비타민 C와 마찬가지로 단백질은 몸에서 만들어낼 수 없다. 따라서 반드시 음식으로 섭취해야 한다.

그러나 니시건강법에서는 당질이나 지방질 역시 단백질로 변화할 수 있고 주장한다. 체내에서 단백질이 필요하면 당질이나 지방질이 단백질로 변화한다. 즉 3대 영양소는 필요한 영양소로 바뀐다.

이 주장의 근거는 다음과 같다. 에스키모는 오직 생선만을 먹고 산다. 곡식이나 채소를 구할 수 없기 때문이다. 남태평양에 사는 섬사람들은 그와 반대로 야채나 과실만을 주식으로 한다. 그러나 그들 몸속의 단백질 함유량은 16%로 모두 같다.

   이들 3대 영양소가 몸속에서 서로 교류하며 변화하기 때문이다. 칼 루이스 같은 운동선수가 채식만으로 근육량을 유지할 수 있는 것도 같은 맥락에서 설명할 수 있다.

   소나 말, 코끼리 같은 초식동물은 풀만 먹고 큰 덩치를 유지한다. 풀에서 단백질을 만들어내는 것이다. 몸이 건강할수록 이들 3대 영양소는 몸속에서 잘 전환된다. 그러나 인체의 자정능력을 상실한 현대인들은 이 전환이 잘 이루어지지 않는다. 이 전환작용을 잘 이루어지게 하기 위해서 니시건강법은 이렇게 말한다.

   충분히 수분을 섭취하고 냉온욕과 나체요법을 행한다. 그리고 후술할 여섯 가지 운동을 한다. 뇌일혈, 협심증, 암, 당뇨 등 단백질 과잉으로 생기는 병의 수는 헤아릴 수 없을 정도이다. 이처럼 몸에서 필요한 영양소를 만들어 쓰게 되면 단백질을 과잉 섭취해서 생기는 문제점들을 피할 수 있다.

09 병을 치료하고 건강을 지키는 생채소즙

생채소즙 만드는 법

들판을 달리는 얼룩말에게 사자가 달려든다. 미처 얼룩말의 숨이 끊어지기도 전에 사자는 얼룩말을 먹기 시작한다. 자연 다큐멘터리에서 자주 다루는 모습이다. 다소 끔찍하기는 하지만 "살아 있는 생물은 산 것을 먹고 산다"는 생태계의 원칙을 보여주는 장면이기도 하다.

자연계에서 동물은 모두 신선한 음식물을 섭취한다. 갓 따낸 열매와 기어 다니는 벌레, 방금 잡은 토끼, 흐르는 물이 그들의 주식이다. 그에 비해 사람은 어떠한가? 각종 가공 식품과 먼 곳에서 오느라 보존제를 첨가한 음식을 먹는다. 이렇게 오염된 음식물에 의해 몸도 오염되어 간다.

게다가 사람들은 음식을 조리해서 먹는다. 다른 동물들은 모두 음식을 날 것으로 먹는다. 특히 동물의 먹이가 되는 식물은 공기와 물, 흙 같은 자연으로부터 무기원소를 받아들여 유기원소로 바꾼다. 이 변환을 가능하게 만드는 힘이 태양 에너지이다. 이 유기원소는 우리에게 매우 중요하다.

생채소를 먹으면 몸 속 깊숙이 태양으로부터 보내오는 에너지를 받아들이는 셈이다. 그런데 생채소에 불을 가해 요리하면 유기원소는 파괴되고 만다. 자연이 보내주는 명약의 효능을 망치는 행동이다.

생채소즙 만들기

그렇다면 이렇게 몸에 좋은 생채소를 어떻게 먹어야 할까. 니시건강법은 생채소즙을 만들어 섭취하기를 권한다. 만드는 방법은 다음과 같다. 다섯 종류 이상의 생채소를 죽처럼 으깨서 먹으면 된다.

당근, 양배추, 무청, 무, 배추, 파슬리, 시금치 등 먹기 쉬운 채소가 좋다. 우엉이나 머위처럼 으깨기 힘든 것은 적당치 않다. 뿌리채소와 잎채소의 분량이 거의 같은 것이 바람직하다.

다섯 종류 이상을 섞어 먹으면 각각의 채소의 영양분을 골고루 섭취할 수 있다. 한 가지의 채소만으로는 부족하기 쉬운 비타민과 영양분 역시 채워준다. 채소는 잎과 뿌리를 같은 분량으로 쓰는 것이 중요하다. 푸른 잎 부분에는 태양에너지, 즉 비타민 C와 엽록소가 풍부하게 들어 있다. 뿌리 부분에는 대지 속의 무기물이 듬뿍 함유되어 있다.

채소 대신 과일을 쓰는 것은 바람직하지 않다. 과일은 채소에 비해 영양가가 떨어지고 단 맛이 있어 과식하기 쉽기 때문이다.

토마토, 오이, 가지, 호박처럼 과일에 가까운 채소도 쓰지 않는 편이 좋다.

채소의 잎 부분은 잘게 썰어 으깨고 뿌리는 강판에 간다. 그것을 함께 고루 섞어 죽처럼 만들어 가능한 빨리 먹는다. 으깬 것을 30분 이상 방치해두면 영양소가 파괴된다. 믹서나 주서를 사용하면 간편하기는 하지만 가능한 절구를 이용하는 것이 좋다.

믹서로 갈면 강철 날이 회전하면서 비타민 C를 파괴하기 때문이다. 주서는 주스와 찌꺼기를 따로 분리하고 으깨는 과정에서 영양소가 파괴되기 쉽다. 주서를 사용하려면 주스와 찌꺼기를 함께 섞어먹도록 하자.

니시선생은 생채소즙의 효능에 대해 이렇게 말했다.

1. 생명의 근원인 태양광선의 에너지를 이용할 수 있다.

생채소는 햇빛에 의해 합성된 엽록소나 비타민을 많이 함유하고 있다. 생채소를 먹으면 태양의 에너지를 간접적으로 이용하는 셈이다.

2. 대지의 영양분 역시 이용할 수 있다.

인체에서 중요하게 쓰이는 미네랄은 채소가 대지에서 흡수한 것이다. 인삼이 몸에 좋은 이유도 미네랄을 풍부하게 가지고 있기 때문이다. 그런데 채소를 조리해 먹으면 무기염류를 섭취할 수 없다. 조리하는 동안 파괴되어버리기 때문이다. 시금치는 조리하는 사이에 무려 20%의 미네랄이 파괴된다.

3. 비타민을 충분히 섭취할 수 있다.

조리를 하면 비타민 역시 파괴된다. 비타민 D와 E는 열에 강하므로 거의 파괴되지 않는다. 그러나 인체에 가장 중요한 비타민 C는 열에 약하기 때문에 조리 도중에 거의 파괴된다. 시금치의 경우 비타민 C는 1/40로 줄어든다.

4. 생채소즙은 염분의 함유량이 적다.

5. 생채소즙은 인체에 좋은 알칼리성 식품이다.

6. 단백질이나 지방질이 적다. 따라서 당뇨병환자나 동맥경화증 환자에게 효과적이다.

7. 수분이 많다.

8. 신진대사에 필요한 효소가 듬뿍 함유되어 있다.

9. 생채소즙을 꾸준히 먹으면 체질이 개선되어 쉽게 병에 걸리지 않게 된다.

10. 여러 종류의 채소를 사용함으로써 각각의 채소에게 부족한 영양분을 섭취할 수 있다.

11. 장을 활성화시킨다. 식물섬유가 장을 자극하여 장의 연동운동을 활발하게 한다. 따라서 변비나 설사가 낫는다.

12. 소량을 먹어도 포만감을 얻을 수 있기 때문에 다이어트하는 사람에게도 제격이다.

13. 동정맥문합(글로오뮈)를 만들고, 튼튼하게 유지시킨다.

14. 무엇보다 중요한 점 중 하나로 생채소즙은 인체에 유기수산을 보급한다.

수산은 채소에 풍부하게 들어있지만 열을 가해 조리하면 무기수산으로 변한다. 이것은 체내에서 칼슘과 결합해서 수산석회가 되는데 이것이 몸속에서 결석을 만든다. 수산석회는 결석 뿐 아니라, 혈관에서 동맥경화를 만들기도 한다. 관절이나 근육에 쌓이면 류머티즘의 원인이 된다.

이와는 반대로 생채소에 들어있는 유기수산은 위장, 방광, 요도, 기관지를 튼튼하게 한다. 따라서 배변과 배뇨 기능이 좋아지고 노화도 막을 수 있다. 이제 잠깐 동안 활기를 주는 카페인 음료 대신 생채소즙으로 건강을 되찾는 것은 어떨까.

완전생식요법

체질개선이나 병 치료를 목적으로 한다면 45일간 '완전생식요법'을 실행해보자. 이 기간 동안에는 생채소만을 먹고, 조리한 음식은 전혀 먹지 않는다. 하루에 1100~1300g의 생채소를 먹는다. 생식 기간 전후로 열흘 정도는 보충식을 먹는데 조금씩 양을 줄이거나 늘려간다.

생채소식은 습관이 되기 전에는 먹기 힘들고, 소화흡수율이 좋지 않다. 익숙해지면 즙을 내지 않고 채소 그대로 씹어 먹어도 상관없다. 완전생식요법이 힘들다면 2주나 3주에 하루 시간을 내어 생채소즙만을 먹는다.

완전생식요법은 성인병(생활습관병)에 효과적이고 당뇨에 특히 좋다. 생채소즙에 밀감, 사과, 바나나 등의 과일이나 호두 같은 견과류와 우유, 벌꿀을 넣으면 먹기 쉽다.

10 하루 2L의 물로 건강을 지키자

살아있는 물을 마시자

인체의 65%는 물로 구성되어 있다. 우리 몸 자체가 하나의 물 저장고인 셈이다. 슬프게도 나이를 먹을수록 우리 몸은 수분을 잃어간다. 갓 태어난 아이는 신체의 90%가 수분이지만 노인에게는 58%의 수분 밖에는 없다.

수분이 부족하면 세포의 신진대사가 잘 이루어지지 않는다. 400조나 되는 인체의 세포는 영양을 섭취하고 노폐물을 배출한다. 그 과정에서 반드시 필요한 것이 수분이다. 그러나 체내에 수분은 늘 부족하기 마련이다. 다음의 세 가지 방법에 의해 늘 몸 밖으로 빠져나가기 때문이다.

첫째로 폐에서 호흡할 때 수증기가 되어 하루에 600CC 가량 배출된다. 둘째로는 피부에 분포된 땀샘을 통해 500CC가량 빠져나간다. 소변과 대변을 합해 약 1400CC가 빠져나간다. 모두 합해 매일 인체에서 2.5L의 수분이 빠져나가는 것이다.

따라서 사람은 매일 2.5L의 수분을 섭취해야 한다. 음식물 속에 약 500L의 수분이 함유되어 있기 때문에 나머지 2L의 물을 마실 필요가 있다. 그만큼의 양을 마시지 않으면 세포의 신진대사가 방해를 받는다. 인간은 단식을 해도 1개월쯤은 버틸 수 있지만 물을 마시지 않으면 단 5일도 버틸 수 없다.

왜 생수가 아니면 안 되는가

니시건강법은 하루에 약 2L의 생수를 마시라고 말한다. 생수의 좋은 점이 많이 알려져 이제는 많은 사람들이 생수를 마시고 있다. 건강을 위해서 다행스러운 일이다. 그러나 불과 이십 여 년 전까지 대다수의 사람들이 물을 끓여 마셨다. 생수를 불결한 것으로 여기던 잘못된 위생관념 때문이다.

그렇다면 왜 끓인 물은 좋지 않을까. 끓인 물은 증류수와 같으며 생수와는 전혀 성분이 다르다. 산소가 결핍되고 칼슘과 무기질이 없어진다. 한 마디로 끓인 물은 '죽은 물'이다. 살아있는 세포에는 살아있는 물이 필요하다. 금붕어를 기를 때 한 번 끓여서 식힌 물을 주면 금붕어는 쉽게 죽는다. 식물을 키울 때도 마찬가지다.

"하루에 어떻게 2L나 되는 물을 마셔? 커피나 주스는 2L쯤 마시니까 괜찮지 않을까." 이렇게 생각하는 사람들도 있겠지만 유감스럽게도 잘못된 계산법이다. 탄산음료나 커피, 알콜로도 어느 정도의 수분 섭취는 가능하다. 그러나 그 속에 든 설탕이나 카페인, 알코올을 분해하기 위해 도리어 몇 배의 수분이 필요하다.

사실 하루에 2L의 생수를 마시는 것은 쉬운 일이 아니다. 맥주라면 얼마든지 마실 수 있겠지만 생수를 한꺼번에 그만큼 들이키는 것은 힘들다. 한꺼번에 너무 많은 양의 물을 마시면 체내의 전해질 농도의 균형이 깨질 수도 있다.

정상적인 사람이라면 그럴 가능성이 없겠지만 심한 운동을 한 뒤에 갑자기 너무 많은 물을 마시면 물 중독증이 될 수도 있다. 갑작스런 수분 섭취로 나트륨 농도가 묽어져 쇼크를 일으키는 것이다. 조금씩 자주 마시는 것이 제일이다.

우선 아침에 일어나자마자 한 잔이나 한 잔 반의 생수를 마신다. 잠자리에 들기 전에 역시 한 잔이나 한 잔 반을 마신다. 그 외의 시간에는 조금씩 자주 마신다. 책상 위에 커피나 카페인 음료 대신 생수병을 두고 조금씩 나누어 마신다. 소변색이 무색투명해지면 성공이다.

병자에게는 생수가 보약이다

보통 설사환자에게는 지사제를 쓰고 끓인 보리차를 마시게 한다. 그러나 앞서 이야기한 바와 같이 설사 자체가 인체의 치유행위이다. 따라서 억지로 멎게 해서는 안 된다. 설사는 장내의 세균이나 독소를 배출하기 위한 반응이기 때문이다. 그러나 심하게 설사를 하면 인체에서 수분이 급격하게 빠져나간다. 그 결과 탈수 현상을 일으키고 그 결과 혈액 중에 구아니딘이라는 독소가 증가한다.

이 구아니딘이라는 독소는 건강한 사람이라도 혈액 속에 다소 포함되어 있다. 그러나 심한 설사를 하게 되면 구아니딘이 몸에서 급격히 증가한다. 이것이 혈액 100g 중에 1~2mg이 되면 죽게 된다.

그러나 이 때 생수를 마시면 구아니딘은 요소와 암모니아로 분해되어 소변으로 배설된다.

또 예로부터 심장병, 혈압병, 신장병, 고혈압 등으로 부종이 생긴 병자에게는 물을 마시지 않게 했다. 그러나 니시건강법에서는 이들 환자에게도 조금씩 물을 마시게 한다. 생수를 마시면 배설이 좋아지고 부기도 자연스럽게 빠진다. 이처럼 생수를 마시는 간단한 방법으로 많은 병이 자연스럽게 좋아진다. 쉽게 구할 수 있고 값도 싼 생수가 어떤 보약보다도 몸에 좋은 것이다.

11 비타민의 왕 비타민 C

전신무력감, 관절통, 우울증과도 관련

　1492년 콜럼버스가 탄 배가 항해에 나섰다. 신대륙을 발견하기 위한 길고 긴 여정이었다. 배에는 건빵, 육포, 훈제 고기가 가득했다. 비록 신선한 음식은 아니었지만 선원들이 배를 곯을 일은 없었다.

　그러나 항해 도중 선원들은 하나 둘씩 쓰러져갔다. 잇몸에서 피가 나고, 이가 흔들렸다. 근육과 관절이 아파 일을 할 수가 없었다. 마침내 선원들은 온몸 여기저기에서 피를 흘리다가 죽어갔다.

　대항해의 시대에 선원들은 이처럼 이상한 병에 시달렸다. 몸 여기저기에서 피를 흘리는 증상 때문에 선원들은 이 병을 괴혈병이라 불렀다. 당시에는 괴혈병의 원인을 아는 사람이 없었다. 괴혈병은 군대나 교도소처럼 변변찮은 음식을 먹는 사람들이 잘 걸렸다. 오스트리아의 의사 크라머는 이 병이 음식물과 관련이 있다고 여겼다.

군대에서도 푸른 채소와 과일을 수시로 먹는 장교들은 이 병에 걸리지 않았다. 그는 채소와 과일을 먹음으로써 괴혈병을 막을 수 있다는 보고서를 작성했지만 아무도 눈여겨보지 않았다.

한편 본격적으로 식민지 건설에 나선 영국에서는 이 병이 골칫거리가 되었다. 식민지 건설을 위한 긴 항해 동안 많은 선원이 목숨을 잃었다. 스코틀랜드의 의사 제임스 린드 박사가 이 문제에 관심을 가졌다. 그는 크라머 박사의 보고서를 읽고 음식물과 괴혈병의 상관관계에 주목했다. 연구를 계속하다가 옛 문헌에서 놀라운 사실을 발견했다.

"1573년에 프랑스의 탐험가 자크 카르티에가 캐나다에 상륙했을 때 선원들이 괴혈병으로 죽어갔다. 침엽수의 푸른 잎을 담근 물을 마셨더니 모두 병이 나았다."

린드 박사는 곧 여러 가지 실험을 거쳐 감귤류의 과즙을 마시면 괴혈병을 예방할 수 있다고 말했다. 영국 해군이 이 말을 따르자 곧 괴혈병 환자들은 자취를 감추었다.

제임스 린드가 비타민 C의 역할을 발견하고 250년이 지난 현재 국제 해운법은 "출항하는 배안에 레몬상자를 실어야 한다"는 조항을 두고 있다. 레몬상자를 비타민 C로 바꾸어 읽어도 무리가 없을 것이다.

비타민 C의 효능

선원들이 괴혈병에서 해방되도록 도운 이 영양소는 바로 비타민 C다. 괴혈병의 원인은 비타민 C가 부족해서이다. 비타민 C가 우리 몸의 결합조직을 구성하는 콜라겐 합성에 중요한 역할을 하기 때문이다. 비타민 C가 부족하면 모세혈관이나 글로오뮈가 취약해져 피하출혈을 일으키게 된다.

현대에 들어 전형적인 괴혈병은 거의 사라졌다. 그러나 비타민 C가 부족해서 생기는 증상은 오히려 더 늘어났다. 예전에 비해 푸른 채소의 섭취가 부족해서이다. 비타민 씨가 부족하면 전신의 무력감, 권태, 식욕부진, 관절통, 우울증 등이 나타난다. 잇몸에서 피가 나는 것은 괴혈병의 초기증상인데 치주염의 원인이기도 하다.

잇몸에서 피가 나는 사람은 잇몸 뿐 아니라 위장이나 비뇨기, 생식기 등의 점막에도 피가 나기 쉽다. 뇌의 혈관 역시 예외가 아니다. 그 외에도 피부 각질이 두꺼워지고, 상처가 잘 낫지 않으며 전신 부종과 안구 건조 현상이 나타난다. 비타민 C는 철분 흡수에도 중요한 역할을 하기 때문에 부족해지면 철분결핍성 빈혈에 걸릴 수 있다.

노화와 암의 원인이 되는 물질의 하나로 주목받고 있는 활성산소를 억제하는 것 역시 비타민 C이다. 활성산소란 산소 중 전자가 모자라 불안정한 상태에 있는 산소이다. 활성산소가 우리 몸에 무조건 해로운 것은 아니다. 예를 들어 체내에서 생산되는 수산화 라디컬은 병원체를 공격하는 소독약 역할을 한다.

그러나 문제는 이것이 우리 몸이 필요로 하는 분자 역시 무차별 공격한다는 점이다. 안정된 상태를 찾아 체내에서 분자를 공격하며, 세포의 DNA와 결부하면 암을 유발한다. 지방에 영향을 주면 동맥경화를 야기한다. 이 유해물을 억제하는 것이 바로 비타민 C와

베타카로틴이다.

비타민 C의 효능은 이 외에도 무궁무진하다. 간단하게 알려진 효능을 요약하면 다음과 같다.

> 1. 치아나 뼈의 발육에 도움을 준다.
> 2. 피부 안쪽의 세포간 조직을 건강하게 한다.
> 3. 콜라겐의 생성에 꼭 필요하다.
> 4. 모세혈관과 글로오뮈를 만든다.
> 5. 세균 감염에 대한 저항력을 키워준다.
> 6. 산소의 신진대사에 도움을 준다.
> 7. 혈구의 재생에 도움을 준다.
> 8. 혈액의 응고시간을 빠르게 한다.
> 9. 혈압을 조절한다.
> 10. 호르몬 분비를 촉진한다.
> 11. 면역성을 높인다.

이 외에도 비타민 C의 효능은 많이 알려져 있다. 라이너스 포링 박사는 비타민 C를 충분히 섭취하면 감기를 예방할 수 있다고 말했다. 감기로 고열이 계속되면 체내의 비타민 C는 열로 파괴되고, 땀으로 섞여 배출된다.

운동을 심하게 하거나 더위 때문에 땀을 흘려도 비타민 C가 소실된다. 땀을 흘린 뒤 반드시 비타민 C를 보충하는 습관을 들이자.

비타민을 어떻게 섭취할까

　대부분의 동물들은 비타민 C를 체내에서 합성한다. 그러나 안타깝게도 인간을 포함한 영장류는 비타민 C를 몸에서 만들지 못한다. 반드시 식품을 통해 보충해주어야 한다. 비타민 씨는 보통 하루에 60mg 가량 필요하다.

　최근에는 제약회사에서 각종 비타민제가 쏟아져 나온다. 균형 잡힌 식생활을 하기 어려운 현대인들에게 간편하게 복용할 수 있는 비타민제가 인기다. 특히 비타민 C 제제를 챙겨서 복용하는 사람들이 늘었다. 담배나 카페인, 알콜로 잃어버린 비타민 C를 간단하게 보충할 수 있다고 여기기 때문이다.

　과잉 복용하면 문제를 일으키기 쉬운 다른 비타민과는 달리, 비타민 씨는 몸에서 필요하지 않은 분량은 소변으로 배출된다고 하니 더욱 인기다. 드링크제나 카페인 음료에도 하루에 필요한 비타민 C가 들어있다.

　누구든 간단하게 필요한 비타민 C를 섭취할 수 있다.

　그러나 과연 이런 식으로 비타민 C를 섭취할 수 있을까. 비타민 C는 대단히 불안정한 물질이다. 순수하게 정제한 비타민 C는 공기 중에서 산화하기 쉽고, 인체 내에서 활용되기는 더더욱 어렵다.

　알려진 것처럼 비타민 C는 필요 이상 복용하면 소변으로 배설된다. 그러나 계속 대량으로 복용하면 체내에서 무기수산으로 변한다. 무기수산은 칼슘과 결합하여 신장결석이나 방광결석의 원인이 된다.

　역시 비타민 C는 자연의 식품에서 직접 섭취하는 것이 제일이다.

비타민 C를 풍부히 함유한 식품은 다른 비타민도 많이 가지고 있다.

식품 중의 비타민 C 함유량

(100g 중의 함유량, 단위는 mg)

해당화열매	2000	마늘	30
들장미열매	1250	귤	28~76
감잎 전즙	600~800	푸른 완두콩	26
감잎차	600~800	샐러리	24
김	243	파	20
명차	222	락교	20
고춧잎	186~360	멜론	18
여름무	96	당근	16~66
녹차	60~240	무	15.7~20
시금치	50~100	토마토	15.1~20
감	49~72	감자	12.6
연근	499	복숭아	10
밀감	36	바나나	8
양배추	34~50	고구마	5~22
레몬	32~56	양파	2
포도	1.0~7.2		

일본에는 재미있는 전설이 전해진다. 에도시대의 선의(仙醫) 나가타 도쿠모토는 들장미의 씨를 매일 한 알씩 먹었다고 한다. 그는 101세까지 살다가 신선이 되어 하늘로 올라갔다고 한다.

들장미의 씨에는 1250mg이나 되는 비타민 씨가 들어있다. 다른 식품과 비교했을 때 어마어마한 양이다. 같은 무게의 레몬이 함유한 비타민 C보다 무려 30여 배나 되는 양이다.

그러나 들장미의 열매는 또 강력한 완하제이기도 하니 먹을 때 주의가 필요하다. 하루에 한 알 이상 먹으면 설사를 하고 만다. 해당화의 씨 역시 비타민 C의 함유량이 놀라울 정도로 많다. 그러나 들장미나 해당화의 씨는 구하기도 어렵고 오랫동안 보존하기 어렵다.

감잎차로 비타민 C를 보급하자

비타민 C는 신선한 채소와 과일을 통해 섭취하는 것이 가장 좋다. 앞장에 서술한 생채소즙을 마시는 것도 좋은 방법이다. 그러나 비타민 C는 매우 불안정하여 열이나 공기에 의해 쉽게 파괴된다. 신선한 과일과 채소를 매일 먹기 힘들다면 감잎차를 권하고 싶다.

과일이나 채소와 달리 오래 보존할 수 있고, 손쉽게 구할 수도 있다. 감잎차는 녹차보다 3-4배의 비타민 C를 가지고 있지만 녹차와는 달리 카페인이 없고, 약산성이라서 위에도 부담을 주지 않는다.

감잎차를 만드는 방법은 다음과 같다. 감의 종류는 단감이건 떫은 감이건 종류에 상관이 없다.

오전 11시에서 한 시 사이에 감잎을 채취한 뒤 그늘에서 잘 말린다. 맑은 날에는 이틀, 흐린 날에는 사흘간 말리도록 한다. 잎의 주맥(主脈)을 제거하고 칼로 3미리 두께로 썬다. 솥에 물을 끓인 후 찜통을 올려놓는다.

감잎차 제작법

1. 파란잎을 오전 11시~ 오후 1시 사이에 딴다

2. 그늘에서 말린 다음 둘로 접어서 가로 3mm 길이로 썬다.

3.. 솥에 물을 끓인 후 시루를 얹고 시루를 따뜻하게 한다.

4. 시루를 내려서 썬 감잎을 두께 3cm 정도 넣는다.

5. 솥에 얹어 정확히 1분 30초 동안 찐다.

6. 부채로 30초 동안 부쳐서 감잎에 엉긴 물기를 증발시킨다.

7. 다 하면 다시 뚜껑을 덮고 1분 30초 동안 쪄준다.

올려놓은 찜통에 감잎을 넣고 1분 30초간 찐다. 부채로 30초 동안 부쳐서 잎에 맺힌 물방울을 증발시킨 뒤 다시 1분 30초간 찐다. 이 과정을 마치면 광주리에 넣어서 그늘에서 이틀 정도 말린다. 감잎을 찌지 않고 보존하거나 그늘에서 4일 이상 말리면 비타민 C가 많이 소실되니 주의해야 한다.

이렇게 만든 감잎차를 찻주전자에 넣어 뜨거운 물에 우려 마신다. 금속제의 용기를 쓰면 비타민 C가 파괴되니 주의한다. 두세 번 우려내도 비타민 C가 나오니 한 번만 우리고 버리지 않아도 된다.

엷은 황색이 우러나는 것은 아직 비타민 C가 나온다는 증거이다. 감잎차를 마시고 4~50분간은 녹차 등 강한 알칼리성 음료를 피한다. 비타민 C가 알칼리와 중화하여 효과가 없어지기 때문이다.

니시건강법에서는 발열이 자가 치유라 생각하기 때문에 해열제를 쓰지 않는다. 그러나 열이 나면 체내의 비타민 C가 파괴되기 때문에 이를 보충해줘야 한다. 감기 등의 질병으로 열이 날 때 감잎차를 하루 1-2리터 마신다.

감잎을 달여 마시면 감잎차보다 더 강력한 효과를 볼 수 있다. 잎을 그늘에 말리고 식칼로 써는 것까지는 감잎차 제작법과 같다.

커다란 냄비에 물을 2000cc정도 넣고 끓여 그 속에 감잎을 100장 가량 넣는다.

재빨리 저은 다음 뚜껑을 덮고 3분간 삶는다. 불에서 내려 냄비 전체를 찬물로 식힌다. 식은 뒤에 가제 천 3장을 겹쳐 냄비 안의 물을 몇 번 거른다.

감잎 달인 즙을 입구가 작고 색이 짙은 병에 넣어 냉암소에 놓아

둔다. 이 속에는 100g당 600-800mg의 비타민 C가 들어 있다. 하루에 이 즙을 30g씩 마시면 감기에 걸리지 않는다. 그러나 감잎 달인 즙은 3개월 이상 보관하면 비타민 C가 파괴되기 쉽다.

재미있는 사실 하나. 감잎차 안에는 프로비타민이라 불리는 비타민 C의 전구체가 들어 있다. 이것이 체내에서 비타민 C로 변화하는 것이다. 비타민 C를 그 자체로 섭취하면 체내에서 쓰기 어렵기 때문에 이처럼 프로비타민의 형태로 섭취하는 것이 좋다.

12 산과 알칼리의 균형을 맞추자

산성체액은 스트레스, 알칼리 체액은 평안

흔히 우리가 먹는 음식을 산성 음식과 알칼리성 음식을 나누곤 한다. 물이나 토양 역시 산성과 알칼리성으로 나뉜다. 인간의 체질 역시 산성과 알칼리성으로 나눌 수 있다.

인간의 체액은 중성일 때(ph7. 35-7.45로 정확히 말하면 약알칼리성)가 가장 건강하다. 이 상태에서는 세균이 체내에 들어와도 박멸한다. 체액을 항상 약알칼리성으로 유지하는 것이 건강의 기본이다.

그러나 현대인들은 스트레스와 오염된 환경 탓에 산성체질(ph 7.35 이하)인 사람이 많다. 병의 70%는 산성 체질 때문에 걸리고 나머지 30%는 알칼리 과잉 때문에 일어난다. 알칼리 과잉의 경우 여분의 알칼리는 몸에서 배설되므로 피해가 크지는 않다.

산성 체질인 사람이 걸리기 쉬운 병은 당뇨병, 뇌일혈, 고혈압, 심장병, 신장병 등이다. 반대로 알칼리성 체질인 사람은 위궤양, 천식, 암에 쉽게 걸린다. 특히 암은 체액이 극도로 알칼리성을 띠게 되었을 때 걸린다.

체액을 약알칼리성으로

그렇다면 어떻게 우리의 몸을 건강한 약알칼리성으로 유지할 수 있을까. 우리가 힘든 일을 하거나 화를 내거나, 극도의 스트레스를 받으면 체액은 산성으로 변한다. 이와 반대로 편히 쉬거나 마음이 편안하고 즐거울 때면 체액은 알칼리성으로 기운다. 냉수로 목욕을 하면 체액은 산성화되고, 뜨거운 물로 목욕을 하면 알칼리화된다. (이런 점을 이용한 건강법이 냉온욕이다. 냉탕에 들어갔다가 온탕에 들어가는 것을 반복하면 체액이 중성으로 변한다.)

교감신경이 긴장하면 체액은 산성화되고, 부교감신경이 긴장하면 체액은 알칼리화된다.

앞서 이야기한 것처럼 배복운동을 하면 체액은 중성을 띠게 된다.

자극에 따른 산 알칼리화

산성화	알칼리화
교감신경 긴장	부교감신경 긴장
빛	어둠
운동	안정
냉수욕	온수욕
척추운동	복부운동
육식	삶은 야채
울음	웃음
노여움	즐거움
불안	안심

음식물의 성질 역시 체액을 변화시킨다. 흔히들 알칼리성 음식을 먹으면 몸에 좋다고들 한다. 맞는 말이다. 채소와 과일은 체액을 알칼리화하는 식품이다. 육류와 생선, 동물성 식품과 곡류는 모두 체액을 산성화한다. 재미있는 사실 하나, 삶은 채소는 체액을 알칼리화하지만 생채소는 중성이다. 그러니 채소를 먹을 때는 조리하지 말고 먹자. 체액을 중화시킬 수 있다.

흰설탕은 산성식품 중에서도 인체의 천적이라 불릴 만하다. 흰설탕은 칼슘을 파괴하고 신경과민을 유발한다. 칼슘을 빼앗기 때문에 특히 자라나는 아이들에게 나쁘고, 노인들에게는 골다공증을 일으킨다. 흑설탕이 그나마 좋은 이유는 당분 외에 비타민이나 칼슘, 철, 칼륨 등 알칼리성의 미네랄을 함유하기 때문이다. 이들 미네랄은 당의 산성을 중화해 준다.

운동 역시 과하게 하면 우리 몸을 산성으로 만든다. 운동을 하면 반드시 야채와 과일을 많이 먹어 산성화한 체액을 중화해야 한다. 반대로 편히 쉬어 몸이 알칼리화 되었을 때는 고기를 먹어 균형을 유지하는 것도 좋다.

산과 알칼리의 균형 맞추기를 이용하면 병도 고칠 수 있다. 고혈압, 당뇨, 심장병 환자처럼 산성 체질의 사람은 육류, 계란, 과자 등의 산성 식품을 피해야 한다. 계속 이런 식단을 고집하면 점점 체내의 산성도가 높아져 병이 악화된다.

반대로 암, 위궤양, 기관지 천식 환자 등 알칼리성 체질의 사람은 삶은 야채나 우유처럼 알칼리성 식품을 피하고 생선과 고기, 밥 등 가벼운 산성 음식을 먹는다.

다음의 표에서 알 수 있듯이 우리가 먹는 음식은 각각 산성과 알칼리성으로 나뉜다. 대부분의 고기는 산성이고 생채소와 과일은 알칼리성이다. 균형 잡힌 식생활을 하고 있다면 특별히 체질이 산성화될까봐 신경을 쓸 필요는 없다. 그러나 지나치게 육식만 한다면 우리의 몸은 산성이 되어버린다. 그러니 고기를 먹을 때면 생채소를 같이 먹어 균형을 맞추어주는 습관을 들이자. 상추에 고기를 싸서 먹는 습관은 괜히 나온 것이 아니다.

다행히 우리 신체는 스스로 어느 정도 산과 알칼리를 조절할 수 있다. 가장 큰 역할은 폐와 신장이 담당한다.

우선 체액의 산성이 높아지면 호흡중추가 호흡의 속도를 빨리하여 많은 양의 탄산가스를 방출한다.

두 번째로는 신장에서 산성화된 소변을 배설해서 체액의 산성도를 조절한다.

세 번째로 간장의 활동을 들 수 있다. 간장은 단백질 대사로 암모니아를 만들어낸다. 체액이 산성화되면 이렇게 만들어진 암모니아가 혈관에 들어가 중화한다.

네 번째로는 혈관의 수축과 이완을 들 수 있다. 우리 몸이 산성으로 기울면 혈관이 늘어나고 반대의 경우 수축함으로써 체액의 균형을 맞춘다.

이처럼 우리 신체는 산과 알칼리의 균형을 맞추려 애쓴다. 니시건강법은 배복운동, 생채식, 나체요법, 냉온욕 등으로 이런 조절작용을 더 완전하게 할 수 있다고 믿는다.

식품의 알칼리도와 산도표

식품명	알칼리도(+)산도(-)	식품명	알칼리도(+)산도(-)
쇠고기	-5.00	밀감	+10.00
닭고기	-7.65	배	+8.40
돼지고기	-5.60	두부	+0.20
연어	-7.60	시금치	+12.00
도미	-6.20	경채(京菜)	+5.08
굴	-10.40	삼엽초	+4.40
모유	+2.90	상추	+6.63
우유	+0.22	오이	+4.60
난황	-18.80	가지	+4.60
백미	-11.66	연근	+3.40
현미	-10.66	당근	+8.32
보리쌀	-2.50	양파	+2.40
밀가루	-6.50	고구마	+4.60
빵	-0.80	감자	+5.52
대두콩	+2.20	미역	+15.60
팥	+2.40	포도	+7.60
완두콩	-1.00	감	+6.20
마른 김	-0.60	수박	+9.40
다시마	+14.40	청주	-8.00
바나나	+8.40	맥주	-4.80
딸기	+7.80	커피	+8.41
사과	+8.20	차	+8.80

13   1일 2식으로
       활기찬 하루를

3개월 정도 지나면 가뿐한 몸

한 때 "아침은 황제처럼, 점심은 평민처럼, 저녁은 걸인처럼"이라는 말이 유행했었다. 아침식사가 그토록 중요하다는 말일 것이다. 그러나 과연 그럴까. 최근에는 반대의 현상이 일어나고 있다. 일일 이식(一日 二食), 더 나아가 일일 일식(一日 一食)을 실천하는 사람이 늘어난다. 모두 아침식사를 생략하는 건강법이다.

니시건강법에서는 이미 오래전부터 아침식사를 하지 말라고 주장해왔다. 아침식사를 꾸준히 해왔던 사람이라면 처음엔 힘들다. 뱃속에서 나는 꾸르룩 소리 때문에 민망하고, 오전 동안 현기증에 시달릴 수도 있다. 그러나 3개월 정도 지나면 몸이 가뿐해진다. 어떻게 그토록 오랫동안 아침식사를 해왔는지 의아할 정도다.

아침은 배설의 시간

니시 선생은 왜 아침식사를 거르라고 이야기했을까. 바로 오전이 배설의 시간이기 때문이다. 오전 중에는 배설기관이 활발하게 움직이는 시간이기 때문에 그 시간에는 영양을 섭취하지 않는 것이 좋다.

미국의 영양학자 웨버 박사는 이렇게 말했다.

"점심때가 되기 전에는 식사를 하지 말아야 한다. 하루에 한 끼, 혹은 두 끼로 만족해야 한다. 태양이 중천에 올 때까지는 인체에서 노폐물을 배설하는 시간이다. 아침식사를 하는 사람의 소변에서는 노폐물을 찾아볼 수 없다. 아침식사는 단지 습관적인 것이다. 한 번 습관을 깨면 다시 이 습관을 되풀이하는 일은 없을 것이다. 아침식사는 생리적인 것이 아니기 때문이다."

아침식사가 생리적인 것이 아니라니. 그렇다면 우리 신체는 아침식사를 필요로 하지 않는 걸까. 단지 습관에 의해 억지로 입맛 없는

피실험자의 조건	소변 속의 하루 독소량
아침 저녁 두 끼 먹는 사람	66%
1일 세끼 먹는 사람	75%
낮과 밤 두끼 먹는 사람	100%
1일 한 끼 먹는 사람(오후 3~4시)	127%

아침시간에 무언가를 뱃속으로 밀어 넣었단 말일까.

　니시 선생은 다음과 같은 실험을 통해 이 질문에 대한 답을 얻었다.

　소변 가운데 독소의 양이 적은 쪽이 인체에 해로운 영향을 끼친다. 그만큼 소변으로 빠져나가야 할 독소가 체내에 남기 때문이다. 그렇게 생각하면 1일 일식, 오후 3~4시 사이에 먹는 쪽이 가장 이상적이다. 또 아침을 거르는 것보다 점심을 거르는 쪽이 좋지 않다는 것을 알 수 있다.

　오전 중에는 배설을 하기 위해 흉추 9번 이하의 신경들이 활발하게 움직인다. 그러나 아침을 먹게 되면 그 기능을 충분히 발휘할 수 없게 된다. 즉 인체는 오전 중에 배설을 위해 움직인다. 아침식사를 하느라 배설기관이 충분히 가동하지 않으면 체내에 소변으로 빠져나가야 할 노폐물과 독소가 쌓인다. 류머티즘이나 신경통은 그렇게 해서 발병한다.

　또한 오전 중에 소화기관은 아침식사를 섭취할 준비가 되어있지 않다. 수면을 하는 동안 소화기관의 점막 역시 휴식 상태에 있다. 아직 잠에서 채 깨어나지 않은 위장에 음식물을 억지로 밀어 넣는 셈이다. 아직 활동할 준비가 되지 못한 소화기관이 부담을 느끼는 것은 당연하다.

아침 절식으로 과식을 예방하자

　이제 아침 식사가 노폐물의 배출이나 위 건강에 좋지 않다는 것을 이해할 수 있다. 그렇다면 영양 면에서는 어떨까. 아침을 굶어도 인체에 필요한 영양을 섭취할 수 있을까.

사실 현대인들에게 문제가 되는 것은 과식이다. 고혈압, 심장병, 당뇨병, 신장병, 류머티즘, 신경통, 위궤양 등 대부분의 성인병이 과식에 원인이 있다. 아침을 거르는 것으로 영양이 부족해지지는 않는다. 오히려 과잉되기 쉬운 영양 섭취를 제한하는 효과가 있다.

아침을 먹지 않고 점심을 먹으면 배가 고파서 오히려 많이 먹게 되지 않을까 의심하는 사람들도 있다. 아침을 거르고 잠시 동안은 평소의 점심식사량보다 조금 더 많이 먹는다. 그러나 3개월쯤 지나면 이전의 식사량으로 돌아온다.

좋은 점은 이것뿐만이 아니다. 경제적인 절약 효과는 말할 것도 없고, 바쁜 아침시간을 절약할 수 있다. 두뇌가 가장 활발하게 움직일 시간에 능률적으로 일할 수 있다.

황제처럼 먹고 난 뒤에는 소화시키기 위해 에너지를 써야 한다. 소화기관에 모든 에너지가 가야 하니 민첩한 두뇌활동을 기대하기는 힘들다. 주부들 역시 아침식사를 준비하는 귀찮은 일에서 해방이다.

아침 절식을 하는 구체적인 방법을 알아보자. 지금껏 아침, 점심, 저녁 세끼를 꼬박꼬박 챙겨먹던 사람이 아침식사를 곧장 거르려면 힘들 것이다. 우선 아침 식사량을 절반으로 줄이거나 죽으로 바꾸어 보자. 1주일 간 조금씩 줄여나가고, 그 이후에는 아침에 생수만 마신다.

처음에는 현기증이 나지만 영양부족 때문이 아니라 장관이 비었기 때문이다. 생수를 마시면 조금씩 나아진다. 아침식사를 거르면 처음에는 체중이 줄어든다. 그러나 이것은 체내에 쌓였던 노폐물이 빠져나가 그 결과 신체의 부기가 빠졌기 때문이다. 부기가 완전히 빠지면 다시 적정 체중으로 돌아간다.

아침 절식으로 작은 단식 효과를

　아침을 먹지 않으면 우리 신체에는 질병을 고치기 위한 에너지가 생긴다. 이 에너지는 오전 중에 생겨 식사 때까지 계속 된다. 하루 한 번 단식을 하는 셈이다. 당연히 단식으로 인한 효과를 볼 수 있다.

　만성 위장병은 아침을 거르는 것만으로도 나을 수 있다. 또 배변이 좋아지고 식사를 맛있게 할 수 있다. 식욕부진이나 소화불량 역시 쉽게 낫는다. 아침을 굶기 때문에 점심과 저녁식사가 더욱 맛있게 느껴진다. 소화기관 전체가 건강해지기 때문이다.

　위산과다, 위궤양, 위하수, 위아토니, 만성 변비, 만성 설사 등 만성 위장병이 좋아진다. 특히 생수 마시기를 함께 하면 이런 질병은 쉽게 고칠 수 있다. 신경통, 류머티즘, 두통, 어깨 결림에도 효과가 있다. 앞서 말했듯이 신경통과 류머티즘은 영양 과잉 때문에 일어나는 병이기 때문이다.

　기운이 없고 몸이 쉽게 나른해지는 사람들에게도 아침 단식은 효과적이다. 놀라울 정도로 기운이 나고 머리가 맑아진다. 알 수 없는 피로로 고생하는 중이라면 아침 식사 대신 생수를 권한다.

3부

누구나 할 수 있는
니시건강법

니시 선생이 만든 운동법은 많은 시간과 노력을 필요로 하지 않는다. 특별한 기구 역시 필요하지 않다. 남녀노소 누구나 쉽게 따라할 수 있다.

01 니시 건강법의
6대 법칙

쉽게 따라하는 여섯 가지 운동

　지금까지 앞장에서 니시건강법의 독특한 건강 이론을 살펴보았다. 니시 선생은 누구나 쉽게 스스로 행할 수 있는 운동법을 개발했다. 우리는 건강해지기 위해 많은 노력과 돈을 쏟아 붓는다.
　헬스클럽에 등록하고, 운동 기구를 구입한다. 그러나 기껏 등록한 헬스클럽은 일주일 만에 그만 두어 버리고, 운동기구는 애물단지가 되어버린다.
　그러나 니시 선생이 만든 운동법은 많은 시간과 노력을 필요로 하지 않는다. 특별한 기구 역시 필요하지 않다.
　남녀노소 누구나 쉽게 따라할 수 있다. 바로 니시건강법의 6대법칙이라 불리는 건강운동법이다.

1. 평상침대

2. 경침사용

3, 금붕어운동

4. 모관운동

5. 합장합척운동

6. 배복운동

　앞서 서술한대로 모관운동은 혈액순환을 돕는 운동이고, 그 외의 다섯 가지는 척수신경의 기능을 정상화하는 척추교정법이다. 1번과 2번 운동은 딱딱한 베개와 침상을 사용하기만 하면 된다. 따로 시간을 내지 않아도 수면 중에 운동을 할 수 있는 셈이다.

　다른 운동은 각각 하루 2분씩 시간을 내어 시작한다. 이것만으로도 놀라운 효과가 있다. 특별한 질병을 가진 사람은 그 증상에 알맞은 운동을 중점적으로 하도록 하자.

02 자면서 병을 고치는 평상침대

낮동안 틀어진 척추 교정

 여러분은 모두 푹신한 매트리스에서 잠을 잘 것이다. 부드러운 잠자리가 편안할지는 모르나 건강에 좋다고는 할 수 없다. 석가와 예수는 모두 돌처럼 단단한 침대에서 잠을 잤다. 공자 역시 평상 위에 한 장의 얇은 깔개만을 깔고 잠을 잤다고 한다. 옛 성인(聖人)들은 이처럼 폭신폭신한 잠자리를 좋아하지 않았다.

 앞서 설명한 것처럼 보행의 충격에서 뇌를 보호하기 위해 인간의 척추는 S자의 곡선을 가지게 되었다. 그러나 잠을 잘 때는 곡선을 유지할 필요가 없다. 잠잘 때에는 척추가 일직선이 되도록 딱딱한 잠자리에서 자는 편이 좋다.

 낮 동안 틀어진 척추를 평평한 바닥에서 교정할 수 있기 때문이다. 평상에서 자면 척추의 부탈구가 교정된다. 지압이나 마사지로도 얻을 수 없는 효과를 수면 중에 얻을 수 있다. 편리하고 간단한 교정법이고 치료법이다.

너무나 푹신한 나머지 몸을 돌릴 때마다 푹 꺼지는 매트리스에서는 이런 효과를 얻을 수 없다. 척추 카리에스 때문에 등이 휜 사람도 평상 위에서 잠을 자면 척추가 점점 곧게 펴진다. 요통 때문에 허리가 굽은 사람도 평상 위에서 자면 허리가 펴지게 된다.

자라나는 어린 아이들은 척추가 바른 형태로 자라나게 하고, 노인들의 굽은 등에도 효과가 있다. 척추가 바로 되면 몸매도 좋아지기 때문에 멋진 몸매를 가지고 싶은 사람들에게도 권한다.

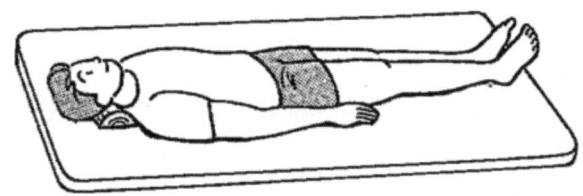

간과 신장은 우리 건강을 좌우하는 중요한 장기다. 간은 영양소를 흡수하여 그것을 저장했다가 필요에 의해 배설한다. 또 독성이 있는 물질을 분해하고 담즙을 분비하는 등 우리 몸에 없어서는 안 될 기능을 담당한다. "인생에 보람이 있고 없고는 간이 결정한다."라는 영국 속담이 있을 정도다.

신장 역시 체내에서 노폐물을 배설하는 중요한 기능을 맡고 있다. 신장 기능이 저하되면 신장염이나 요독증에 걸린다.

평상침대는 척추의 흉추 3번부터 10번까지를 수평이 되게 한다. 흉추 3번에서 10번은 간과 신장의 기능을 담당한다. 부드러운 매트리스에서 잠을 자면 척추의 각 추골이 제자리를 지키지 못한다. 그 결과 척추가 전체적으로 휘어져 척추에 연결된 신경이 기능을 하지 못한다. 그로 인해 간과 신장이 충분히 활동하지 못해 병의 원인이 된다.

또한 간과 신장은 피부가 건강해야 비로소 완전하게 활동할 수 있다. 딱딱한 평상은 피부를 자극하여 간장과 신장의 활동을 촉진한다. 부드러운 요나 매트리스는 피부의 기능을 자극하지 못한다. 평상을 늘 사용하면 피부병도 낫고 두뇌의 활동 역시 활발해진다. 어깨와 목이 뻐근하고 아픈 증상 역시 모두 사라진다.

평상은 두께 1cm, 폭 73~90cm, 길이는 180cm정도의 합판이면 된다. 목공소에서 쉽게 맞출 수 있을 것이다. 평상이 없을 경우 맨바닥에 담요를 접어서 깔고 자도 된다. 이불은 춥지 않을 정도의 가벼운 것을 덮는다.

오랫동안 두껍고 푹신한 요나 매트리스를 사용하던 사람들은 평상 위에서 자기가 쉽지 않다. 아파서 잠을 잘 수 없다면 건강에 이상이 있다는 이야기다. 질병을 조기 발견할 수 있는 좋은 기회이기도 하다. 아프다고 평상을 팽개치면 뒤에 더 큰 질환에 걸리게 될 수도 있으니 조금 더 노력하도록 하자.

대개 허리나 엉덩이뼈의 통증을 호소하는데 요추나 엉덩이뼈 부위에 부탈구가 있는 사람일수록 통증이 심하다. 비틀린 척추가 제자리를 찾느라고 아픈 것이다.

뒤에 설명할 금붕어운동을 하면 통증이 조금씩 나아진다. 금붕어 운동이 신체 좌우의 균형을 바로잡아 척추를 정상으로 되돌리는데 도움이 되기 때문이다.

잠옷은 가능한 얇게 입도록 하자. 배를 드러내고 잠을 자면 장이 단련되어 숙변이 쌓이지 않게끔 한다. 여태까지 배를 따뜻하게 해야 한다고 생각하던 사람들에게는 어려운 일이겠지만 장 건강에 효과적이다.

배를 드러내고 자는 것이 익숙해지면 알몸으로 자는 습관을 들이자. 피부호흡을 활성화하는 효과가 있다. 아무래도 평상에서 잠을 자는 것이 불편한 사람은 하루 중 1시간이나 두 시간이라도 반듯하게 눕는 습관을 들이자. 그것만으로도 여러분의 휘고 지친 척추는 제자리로 돌아갈 것이다.

03 경추의 부탈구를 고치는 딱딱한 베개

이비인후, 견비통, 두통, 치통에도 효과

베개를 바꾸면 잠을 잘 자지 못한다는 사람들이 있다. 그만큼 자기에게 맞는 베개가 중요하다는 이야기일 것이다. 옷이나 구두는 규격화된 사이즈가 있어 자기에게 꼭 맞는 것을 택할 수 있지만 베개는 그렇지 않다. 나에게 맞춤한 베개를 고르는 방법은 없을까.

척추의 S자 만곡은 직립보행으로 인해 만들어졌다고 앞서 이야기했다. 그러나 척추 중에서 목 부분이 휘어진 것은 원래 그런 것이다. 발생학적으로나 해부학적으로 인간의 목은 그렇게 만들어져 있다. 그렇기 때문에 목의 휘어진 부분은 자는 동안 되돌릴 필요가 없다. 오히려 그 휘어진 것을 바르게 유지할 필요가 있다.

그러나 평소에 쓰는 부드러운 베개로는 그러기가 어렵다. 단단한 베개로 목의 곡선을 받쳐줄 필요가 있다. 베개의 모양은 원통을 둘로 쪼갠 형태여야 한다. 단면의 반경이 본인의 약지 길이면 좋다. 재료는 목재가 좋지만 도자기로 만들어도 괜찮다.

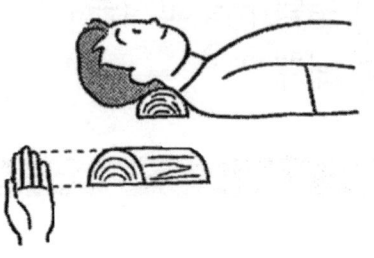

보통 부드러운 베개는 머리 뒤의 돌출된 부분에 베고 잔다. 그러나 경침은 목덜미의 움푹 들어간 곳에 댄다. 앞서 말했듯 경침의 기능은 목 척추의 곡선을 유지하기 위해서이기 때문이다.

목덜미의 움푹한 곳, 경추(척추 중에서 목 부분을 이루는 척추뼈) 3~4번에 대고 똑바로 위를 보고 자면 된다. 목을 뒤로 젖혔을 때 움푹 들어가는 곳에 베면 된다. 손으로 나무베개를 목에 갖다 댄 뒤에 이리저리 조절하면 알맞은 곳을 알 수 있다.

경추골 일곱 개 중 제 일번은 머리를 직접 받치고 있고, 중앙부의 제 4번은 경추주의 중앙으로서 구부러지는 중심부이다. 제 7번 경추는 흉부 위에 바로 선 경추로서 가장 많은 힘을 받는다.

무리가 많이 가는 이 세 부분에 부탈구가 일어나기 쉽다. 수면 중에 부탈구를 방지하기 위해 목 뒤쪽을 딱딱한 베개로 받쳐주는 것이다.

최근에 거북목 증후군환자들이 늘어났다. 컴퓨터 모니터를 내려다보며 작업하는 일이 늘어서다. 이런 자세가 오래 되면 목과 어깨의 근육과 인대에 문제가 생긴다. 옛날부터 목이 굽은 사람은 요절

한다고 했다. 언제나 목을 구부리고 있으면 경추 부분 정맥이 부풀어 오른다. 우심방이 확대되고 심장병, 폐질환에 걸리기 쉽게 된다. 오래 살고 싶다면 목의 자세를 바로잡아야 한다.

목이 휘어지면 자세 또한 나빠진다. 머리의 중심과 목, 몸의 중심이 일직선을 이뤄야 바른 자세라 부를 수 있다. 따라서 바른 자세를 가지려면 평상에서 잠자고 경침을 이용하여 목의 만곡을 바로 해야 한다.

목은 머리와 몸통을 연결하는 곳이며 뇌신경과 척수신경의 중계소이기도 하다. 목을 바로잡는 일은 눈, 코, 귀, 인후, 치아, 갑상선, 폐, 위를 건강하게 하고, 머리의 혈액순환을 원활하게 한다. 중년 이후에 어깨와 팔이 아프고 저린 현상 역시 경추골의 부탈구가 원인이다. 경침을 사용하는 것만으로 호전될 수 있다.

딱딱한 베개를 썼다가 혈액순환이 나빠지고 그 때문에 머리가 저려온다는 사람이 있다. 그러나 경침을 써서 목의 혈관을 압박하면 오히려 혈액순환이 좋아진다.

딱딱한 베개가 혈관을 압박해서 혈관의 횡단 면적이 반으로 줄면 흐름의 속도는 오히려 배로 증가한다. 따라서 지금까지 동맥경화에 걸려 혈관이 딱딱해진 사람은 경침을 씀으로써 혈액의 흐름을 빨리 할 수 있다.

혈액의 흐름이 빨라지면 혈관 내에 끼어있던 불순물이 빠져나가서 머리가 개운해진다.

지금까지 부드러운 베개를 쓰던 사람이 경침을 쓰면 며칠간은 후두부가 저리거나 아프다. 간혹 뇌에 흐르는 혈류의 흐름이 변해 꿈을 많이 꾸기도 하지만 걱정할 필요가 없다. 경추의 부탈구가 교정되는 과정이기 때문이다. 이 역시 금붕어 운동을 함으로써 해소할 수 있다.

경침이 너무 딱딱하게 느껴질 경우, 수건 두세 장으로 경침 전체를 싸서 벤다. 익숙해지면 수건을 제거해도 불편하지 않다. 오랫동안 후각을 잃었던 사람이 나무베개를 사용하고 후각을 되찾았다는 이야기도 있다. 경추의 부탈구 때문에 손상받았던 후각과 연결된 신경이 제 기능을 찾았기 때문이다.

경침은 어깨가 뻣뻣한 증상, 목 부위의 신경통, 두통과 치통에도 효과가 있다. 최근 증가하는 편타성 손상에도 큰 효과를 볼 수 있다.

편타성(鞭打性) 손상은 차의 추돌사고로 인해 순간적으로 목과 머리가 뒤로 제껴졌다 연이어 앞으로 꺾이면서 생기는 손상이다. 그 동작이 채찍을 휘두르는 것 같아 이런 이름이 붙여졌다.

경추부분에 큰 충격이 가해지기 때문에 교통사고 환자들은 뒷목을 잡고 차에서 내리곤 한다. 목의 통증과 두통, 목이 잘 움직이지 않는 증상이 나타나고, 목과 팔이 저리기도 하다.

편타성 손상 환자들은 반드시 경침을 사용해야 한다. 추돌사고로 인한 경추의 부탈구가 교정되어 두통, 팔저림 등의 증상이 빨리 낫게 된다.

04 금붕어 운동

척추 바로잡고 장관 강화

　우리 몸은 완벽한 좌우 대칭을 이루고 있지 않다. 대개 오른쪽이나 왼쪽으로 기울어져 있기 마련이다. 상체를 어느 한쪽으로 기울여 생활하는 버릇 때문이다. 그런 자세가 굳어지면 정말로 몸이 한쪽으로 기울어져 굳어버린다.
　척추에 측만곡(側彎曲)이 있는 사람은 양쪽 어깨의 높이가 다르다. 또 높은 쪽의 어깨는 대개 어느 정도 앞으로 튀어나와 있다. 아침저녁 금붕어 운동을 하면 척추의 측만곡(좌우의 부탈구)을 예방하고 치료할 수 있다. 또한 과도한 업무나 잘못된 자세 때문에 생긴 그날의 부탈구를 그날 중에 바로잡아 척수신경에 대한 압박을 제거할 수 있다.

금붕어 운동

금붕어 운동을 하는 방법은 다음과 같다. 우선 평상 위에 반듯하게 눕고 발끝은 가지런히 하여 발바닥을 수직으로 세운다.

양손을 목 뒤에서 깍지 끼고, 팔은 팔꿈치를 펴서 뻗친다. 그 자세로 물고기가 헤엄치듯이 몸을 좌우로 흔든다. 짧고 빠른 동작으로 1분에서 3분간 운동한다.

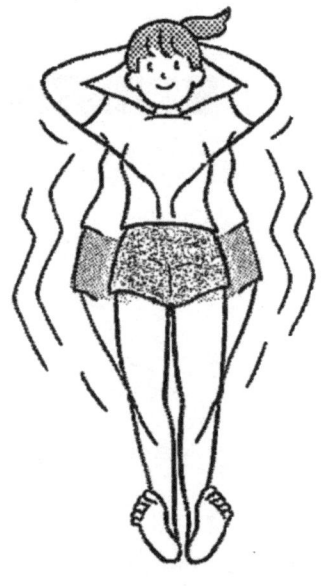

부인병이 있는 사람은 엎드린 자세에서 금붕어운동을 한다.

팔꿈치를 펴고 양손을 포갠 위에 이마를 얹은 자세에서 하면 된다. 스스로 할 수 없는 환자나 아이들은 다른 사람의 도움을 받아서 금붕어운동을 할 수 있다.

그림처럼 다른 사람이 뒤꿈치를 잡고 발을 흔들어준다. 병이 깊은 경우 짧고 천천히 운동한다. 두 발의 높이는 환자가 편하게 할 수 있을 정도로 조절한다.

무릎 세운 금붕어운동이라는 것도 있다.

반듯이 누운 자세에서 무릎을 가지런히 세우고 뒤꿈치를 엉덩이 쪽으로 끌어당긴다. 이 자세에서 무릎을 좌우 번갈아가며 방바닥에

닿을 때까지 쓰러뜨린다. 좌우로 왕복하는 것을 1회로 해서 30회간 반복한다. 이 운동은 위장의 신경망을 정돈하고 충수염, 부인병에 효과적이다.

금붕어운동은 또 진동을 통해 장관에 자극을 준다. 그 결과 장관 내에 변과 가스를 골고루 퍼지게 하여 장염전이나 장폐색을 예방해준다. 장 본래의 기능을 촉진해서 변비와 설사를 예방해주는 효과 역시 있다. 금붕어 운동은 특히 몸의 한쪽만 주로 쓰는 직업을 가진 사람들에게 효과적이다.

금붕어 운동을 꾸준히 하는 사람은 복통에 시달리거나 급성 충수염에 걸리는 일이 없다.

니시건강법에서는 장폐색, 복통, 위경련, 충수염이 일어났을 때의 응급조치로 금붕어운동법을 권한다. 배가 아플 때 바닥에 누워 금붕어처럼 몸을 움직여보자. 가벼운 복통은 금세 나을 것이다.

05 혈액순환을 돕는 모관운동

심장·신장·혈관계 기능 강화

　누워서 손발을 가볍게 터는 것만으로 건강을 지킬 수 있다! 니시 건강법에서는 모세혈관망을 혈액순환의 원동력으로 여긴다.
　모관운동이란 모세혈관강화운동의 줄임말로서 혈액순환을 원활하게 하는 운동이다.

모관운동

　모관운동을 하는 요령은 다음과 같다. 반듯이 누워 경침을 베고, 양발 양손을 수직으로 뻗는다. 발바닥은 수평으로 하고 손가락은 가볍게 뻗는다. 이 상태에서 손과 발을 가볍게 떨어준다. 아침저녁 1~2분간 한번씩 운동한다.

　이처럼 모관운동은 누구나 쉽게 따라할 수 있는 간단한 운동이다. 몸에 무리가 가지도 않고, 땀을 흘리지도 않는다. 그러나 모관운동의 효과는 놀라울 정도이다.

　혈액순환의 원동력인 모세혈관망은 팔다리에 전체의 70%가 몰려 있다. 손발을 심장보다 높이 올려 진동하면 손발의 모세혈관 기능을 높여 혈액순환을 원활하게 한다. 이에 의해 심장, 신장, 혈관계통의 기능 역시 좋아진다.

　또한 모관운동은 혹사하는 발과 다리를 손질하는 일이기도 하다. 고된 하루 일과를 마치고 우리는 피로한 다리의 피곤을 풀기도 전

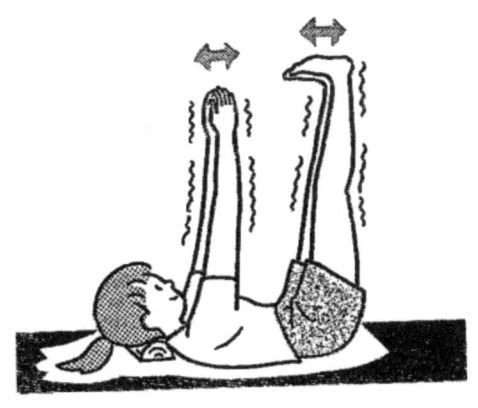

에 바로 잠자리에 든다.

　농사일을 하면 농기구를 손질하기 마련이다. 손질을 하지 않으면 농기구에 녹이 슬어 못쓰게 되어버린다. 화가가 그림을 그리고 난 뒤에도 다음에 쓸 수 있도록 붓과 펜을 잘 손질해 둔다.

　발은 사람의 무게 전체를 받치고 있다 보니 늘 과부하가 걸리기 마련이다.

　발과 다리의 피로를 그때그때 풀어주지 않으면 안 된다. 그러나 사람들은 종일 혹사한 다리를 손질하지 않고 잠자리에 든다. 농기구는 손질하면서 그보다 중요한 발과 다리는 소홀히 하는 것이다.

　그러면 발의 피로가 다음날까지 남게 되고 이것이 쌓이면 심장병, 고혈압, 동맥경화증의 원인이 된다. 갑작스런 돌연사 역시 이런 원인에서 일어나는 것이다.

　잠자리에 들기 전에 2분간, 자고 일어나서 2분간 모관운동을 하는 것만으로 몸이 가벼워질 것이다. 운동을 계속 하면 어깨 결림이나 손발의 저림, 만성피로가 사라진다.

06 합장합척 운동

여성, 특히 임산부 큰 효과

두 팔을 가슴께로 올려 두 손바닥과 열 손가락을 마주 합친다. 이 동작을 합장이라고 한다. 불교인들이 서로 인사하거나 예불하기에 앞서 마음을 가다듬는 자세이다.

합장은 손이 있는 인간만이 할 수 있는 성심(성심)의 표현이다. 또 인간이라고 해도 뇌일혈 등으로 손이 불편해지면 할 수 없는 동작이기도 하다. 건강한 사람만이 할 수 있는 행동인 것이다.

여러 번 이야기했듯이 우리 신체는 잘못된 생활로 인해 좌우의 균형이 맞지 않게 틀어져있다.

합장은 척추를 축으로 인체를 좌우대칭의 균형 상태로 만든다. 마주한 손바닥을 얼굴 높이로 유지하면 생체의 각 기관을 좌우대칭의 균형 상태로 있게끔 강제한다.

자세도 저절로 바르게 된다. 교감신경과 부교감신경이 균형을 이루어 체액 역시 산성과 알칼리성의 중화상태가 된다. 하루에 두 번 합장 동작을 응용한 운동으로 건강을 지키자. 여기에 양발의 발바닥을 맞추는 합척 동작을 추가해 운동의 효과를 높이도록 한다.

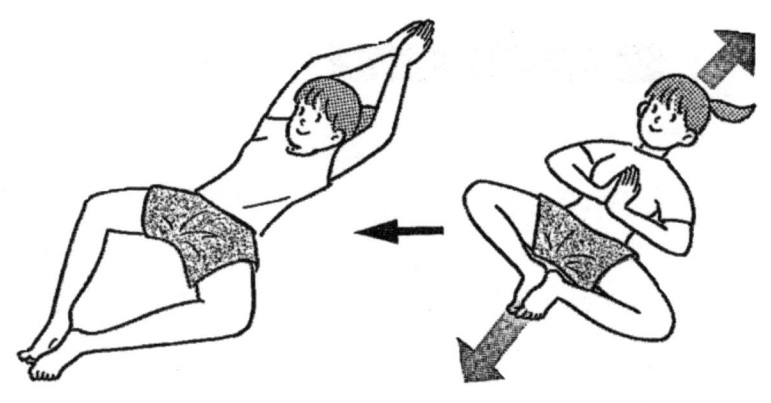

합장합척운동

합장합척 운동을 하는 요령은 다음과 같다. 나무 베개를 베고 평상 위에 눕는다. 가슴 위에서 우선 양손의 손가락 끝을 밀착시킨다. 두 손의 손가락 끝만 붙이고 좌우의 손가락을 서로 밀었다 멈췄다 하는 동작을 반복한다. 다음에는 손끝을 붙인 채 전후 상하로 몇 차례 움직여준다. 다음에는 손끝에 힘을 주어 서로 밀면서 두 팔뚝을 축으로 손목을 수차례 회전시킨다.

위의 동작을 끝내면 조용히 합장하며 무릎을 구부려 발바닥을 마주 대고 다리를 밑으로 뻗는다. 열 번 정도 이 동작을 반복한다. 다리를 뻗는 거리는 발바닥 길이의 1.5배로 한다. 이렇게 다리를 뻗었다 오므리는 동작을 하는 동시에 합장한 손을 머리 위로 뻗었다가 가슴으로 되돌린다.

　이 동작을 십여 차례 반복하고 끝나면 합장합척을 한 자세로 5~10분간 조용히 쉰다.

　합장합척운동의 효과는 몸의 좌우 양쪽의 근육과 신경을 정돈하는 데 있다. 원래 등뼈를 중추로 하여 좌우의 반신이 완전히 균형이 잡혀 있으면 여간해서는 병에 걸리지 않는다. 그러나 엄밀히 말해 모든 사람은 좌우 반신이 완전히 균형을 이루지 못한다. 잘못된 자세와 과도한 업무 때문이다. 이렇게 틀어진 신체를 다시 맞추는 것이 합장합척운동의 목적이다.

　합척운동은 특히 하반신의 근육과 신경의 불균형을 해소하여 활력을 준다. 특히 자궁의 기능을 강화시켜 가임여성에게 좋다. 결혼한 뒤 10년 동안 임신하지 못했던 여성이 매일 아침저녁으로 100회씩 합장합척 운동을 한 뒤 임신을 한 일도 있다.

　또 임산부가 합장합척 운동을 하면 태아의 발육을 좋게 한다. 태아가 자궁 내에서 거꾸로 자리 잡고 있는 경우 정상으로 되돌리는 데에도 효과가 있다.

　출산 때까지 꾸준히 합장합척 운동을 하면 순산에도 도움이 된다. 자궁후굴(子宮後屈), 자궁외임신(子宮外姙娠), 자궁근종(子宮筋腫)의 예방에도 합장합척운동이 최고다.

　합척운동이 하반신의 근육과 신경을 튼튼히 하고 불균형을 해소하여 골반저(骨盤底)를 튼튼하게 하기 때문이다. 골반저는 골반내에 있는 비뇨기(방광, 요도), 생식기(자궁, 질), 장(소장, 대장)등을 지지하고 보호하는 역할을 한다.

이 장기들이 튼튼하지 못하면 배뇨장애와 골반장기 탈출증, 성기능 장애, 불임 등 문제를 일으키게 된다. 여성들이 합장합척운동을 꾸준히 하면 산부인과 병원의 90%가 문을 닫을지도 모르며 최근 문제가 되는 불임증도 사라질 것이다.

분만이 원래 고통스러운 것이라는 생각은 잘못된 것이다. 분만은 질병도 아니고 위험한 일도 아니다. 생명을 잉태해 세상에 내보내는 자연스러운 일일 뿐이다. 그러나 현대여성들의 자궁은 예전처럼 건강하지 못하다.

부족한 신체활동과 과도한 스트레스 때문이다. 그러다보니 예전의 여성들처럼 아이를 순조롭게 낳지 못한다. 합장합척운동을 하다보면 자궁의 기능은 정상으로 돌아오며 여성들은 생명을 잉태하고 세상에 내보내는 기쁨을 되찾을 것이다.

일생에 단 한번, 40분간의 합장법

일생에 단 한 번, 40분간 합장을 통해 인체의 신경망을 정돈하고, 혈액순환을 도울 수 있다. 합장은 인간만이 할 수 있는 성스러운 동작이다. 양손을 모으는 동작은 오직 건강한 인간만이 할 수 있다.

합장을 하는 요령은 다음과 같다.

손가락 다섯 개를 밀착시키고 손바닥을 마주 합친다. 즉 좌우 각 다섯 개의 손가락 중 가운데손가락은 두 번째 마디까지, 그 밖의 손가락은 첫 마디까지 서로 떨어지지 않게 밀착시킨다.

합장의 위치는 얼굴의 높이까지로 하고 합장한 팔을 수직으로 똑바로 한다. 40분간 그대로 있는다.

합장의 위치를 얼굴 높이로 함으로써 팔꿈치를 심장보다 높게 올릴 수 있다. 혈액순환의 조절기관인 심장보다 팔꿈치를 높이 올려서 인체의 지각신경을 완전히 가동하게 하는 것이다. 인간은 직립보행을 통해 머리를 심장보다 높게 둔 결과, 지능이 급격히 발달했다.

인간이 네 발로 기고, 머리를 심장 위치보다 낮게 해서 생활했다면 지금보다 건강하기는 했겠지만 두뇌의 발달은 없었을 것이다.

합장의 위치를 얼굴 높이로 올려 청정한 혈액을 순환시키고 손톱과 손바닥의 모세혈관망의 혈행이 좋아진다. 그 결과 손바닥의 지각신경이 예민해지고 글로오뮈가 건강해진다.

합장의 시간을 40분으로 정한 것에도 의미가 있다. 우리 몸의 혈액순환 시간은 대개 19~23초 사이에 이루어진다. 40분간 합장을 하면 우리 몸의 피는 100번 동안 온몸을 돌게 되는 것이다.

40분간의 합장을 통해 우리 몸은 척추를 축으로 하여 좌우대칭의 균형상태가 만들어지고 바른 자세를 얻을 수 있다.

이처럼 일생에 한 번 40분 동안의 합장이라는 의식을 통해 경건한 마음으로 스스로를 돌아보고 건강한 생활을 다짐하면 어떨까.

07 배복(背復)운동

척추교정과 신경계 균형

배복운동은 등뼈를 좌우로 운동하며 동시에 복부를 움직이는 운동법이다. 한 번의 운동으로 두 가지 효과를 볼 수 있다. 등과 배를 함께 움직임으로써 교감신경과 부교감신경이 조화롭게 기능하며 마음을 편안하게 해준다. 그 상태에서 최고의 자기암시 효과를 볼 수 있다. 몸이 아픈 사람이라면 "나는 꼭 나을 수 있다!"라고 외쳐보자. 평상시의 몇 배나 되는 치유효과를 가져올 것이다.

먼저 등 운동의 효과를 살펴보자. 등뼈를 좌우로 움직이면 등뼈의 뒤틀림을 교정할 수 있다.

척추가 앞뒤로 휘어진 것은 평상을 이용하면 교정할 수 있지만 좌우로 휘어진 것을 바로잡을 수는 없다. 좌우로 휘어진 등뼈는 금붕어 운동과 배복운동으로 바로잡는다.

몸을 좌우로 흔드는 행동이 어떻게 휘어진 척추를 바로잡을까? 재미있는 실험이 있다.

가늘고 긴 유리 원통 속에 작은 나뭇조각을 아무렇게나 쌓아둔다. 원통의 중심은 고정한 채 좌우로 흔들면 안에 들어있는 나뭇조각은 차차 일직선 형태로 정돈 된다. 물론 나뭇조각과 각 추골은 성질이 다르지만 동일한 역학 작용을 받는 점은 같다.

　추골은 그 중심으로 뇌척수신경이 지나가고, 각 추간공에서 말초신경이 갈라져 나와 있다. 물론 근육과 혈관으로 서로 연결 되어 긴 척추의 일부를 이루기 때문에 각각 떨어져있는 나뭇조각과는 다르다. 그러나 이 실험처럼 매일 아침저녁으로 10분간 좌우로 흔들어 주면 동일한 물리적 영향을 받는다.

　척추골의 부탈구는 척추골이 뒤틀리거나 비스듬히 기운 상태를 말한다. 따라서 이들을 지탱하는 인대와 근육은 비정상적인 긴장상태에 있다.

　오른쪽으로 기울면 왼쪽 인대 및 근육이 당기는 힘을 받고, 왼쪽으로 기울면 오른쪽 인대와 근육이 긴장상태에 있게 된다.

　이 상태에서 등뼈를 좌우로 흔들면 척추 좌우의 근육을 번갈아 가며 긴장시키게 된다. 기운 추골을 바로잡고 추골에 붙은 근육과 신경을 정상적으로 작용하게 한다. 따라서 척추의 고장이 전체적으로 교정된다.

　그러나 몸 전체의 건강이라는 관점에서 봤을 때 이 운동만으로는 부족하다. 좌우로 몸을 흔들기만 하면 교감신경이 지나치게 활성화 된다. 2장에서 이야기한 것과 같이 교감신경이 활동하면 몸의 체액은 산성으로 변한다. 따라서 이 운동만을 할 경우 우리 몸은 산성으로 기울어 버린다. 척추의 고장은 바로잡을 수 있겠지만 우리 몸의 체액이 산성화된다.

　그래서 동시에 복부의 운동을 해야 하는 것이다. 복부는 대장과 소장 등 우리 몸의 중요한 장기가 자리 잡고 있다. 복부운동을 하면 장기에 자극을 주어 혈액순환을 촉진하고, 장의 연동운동을 촉진하여 변비를 막아준다.

　장이 건강해지면 영양의 소화 흡수효율이 증대해 식사량도 줄어들고, 아침식사를 거르는 일도 수월해진다.

　복부운동은 또 복부에 있는 태양신경총을 자극하여 체액을 알칼리성으로 기울게 한다. 태양신경총은 부교감신경의 중추이며 알칼리의 조절기관으로써 배꼽에서 비스듬히 왼 쪽 위로 약 3cm 떨어진 곳에 있다.

　태양신경총이 여기 있기 때문에 장은 스트레스에 민감하다. 뇌가 불안, 초조를 느끼면 태양신경총을 통해 바로 장에 전해져 설사나 변비를 일으킨다. 복부운동으로 태양신경총을 자극하여 체액을 알칼리성으로 기울이면 등 운동을 통해 산성화된 체액이 중화된다.

　앞서 말했듯이 우리의 신경은 뇌척수신경과 자율신경의 두 가지로 나뉜다. 전자는 우리가 마음대로 조작할 수 있는 신경이며 운동신경과 지각신경을 포함한다. 우리는 이 신경망을 통해 마음대로 보고 듣고 만질 수 있으며, 몸을 움직이고 통제한다.

　후자는 우리가 마음대로 통제할 수 없는 신경이며 소화, 흡수, 순환 등을 관장한다. 사람의 의지와 무관하게 호흡, 심장박동, 호르몬 분비 같은 것은 자동 조절된다. 이것은 사람으로서는 매우 다행스런 일이다. 의식적으로 심장을 뛰게 한다거나, 호흡을 해야 한다면 일을 할 시간도, 밥을 먹을 시간도 없을 것이다.

자율신경은 다시 교감신경과 부교감신경으로 나눈다. 교감신경은 심장, 폐 동공, 근육을 자극하고 활성화하며 부교감신경은 반대로 이들의 활동을 억제한다. 바꾸어 말해 교감신경은 흥분과 긴장을 관장하고, 부교감신경은 억제와 이완을 담당한다. 긴 진화기간 동안 사람들은 적을 피하고 음식을 구하고, 방어하는 긴장된 상황에서 교감신경을 사용해왔다. 반대로 편히 쉬고, 소화를 시키고 재생을 준비할 때에는 부교감신경이 활약했다.

배복운동은 이 두 신경을 각각 작용하게끔 만들어 신체의 생리작용을 완전하게 한다. 복부운동만을 하면 부교감신경만이 자극되어 체액은 알칼리화된다. 복부운동만을 오래 계속한다면 암이나 위궤양에 걸리기 쉬운 체질이 될지도 모른다. 반대로 등운동만을 계속한다면 산성 체질이 되어 고혈압, 당뇨병, 동맥경화증에 걸리기 쉽게 된다.

배복운동

준비운동 (1분간)

1. 양 어깨를 동시에 10회 상하로 올렸다 내렸다 한다.
2. 머리를 오른쪽으로 열 번 기울였다 제자리로 돌아온다.
3. 같은 요령으로 왼쪽으로 기울였다 제자리로 돌아온다.
4. 머리를 앞으로 열 번 굽혔다 제자리로 돌아온다.
5. 턱을 목에 붙인 채 머리를 뒤쪽으로 10번 굽혔다 제자리로 돌

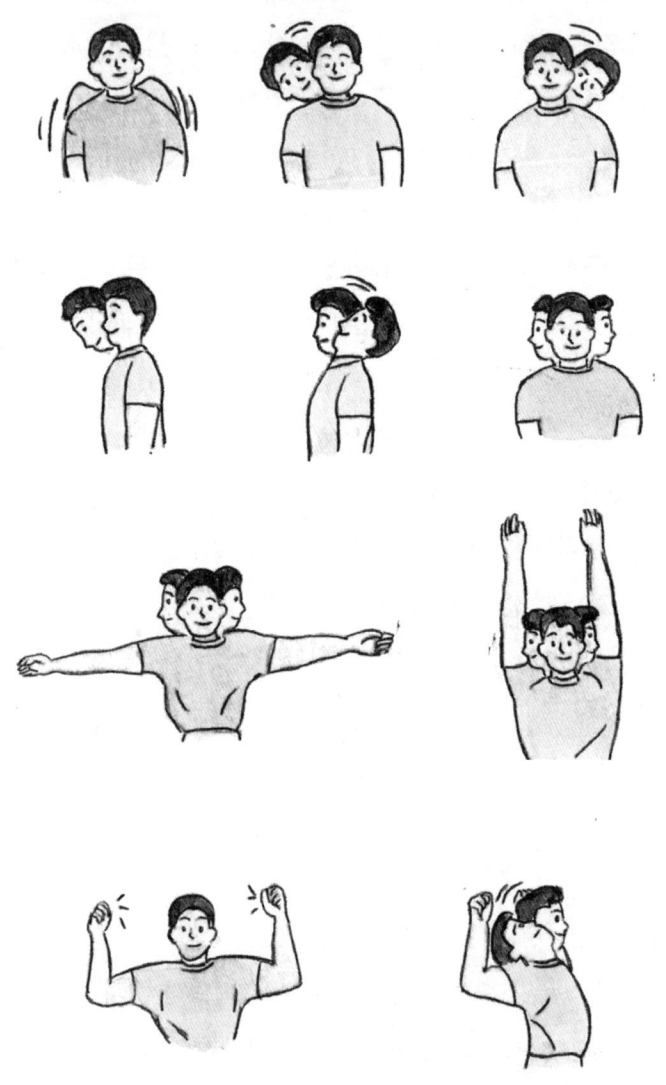

아 온다.

6. 머리를 오른쪽으로 돌려 뒤돌아보고 제자리로 돌아온다. 10번

반복한다.
7. 같은 요령으로 왼쪽으로 뒤돌아본다.
8. 양 팔을 좌우 수평으로 벌리고 고개를 좌우로 한 번씩 돌린다.
9. 양팔을 수직으로 위로 올리고 머리를 좌우로 한 번씩 돌린다.
10. 9번 자세에서 팔을 위로 올린 채 엄지를 안으로 하여 주먹을 쥐고 팔을 직각으로 굽히고 수평으로 내린다.
11. 10번 자세에서 팔꿈치를 어깨 위치보다 내리지 않은 채, 팔을 뒤쪽으로 최대한 젖힌다. 동시에 머리도 젖히고 턱을 위로 올린다.

이 운동은 자세마다 각각 아래와 같은 효과가 있다.

1. 어깨 결림을 풀고 혈행을 좋게 한다.
2~5. 경추 제7번 신경을 자극하여 말초 조직의 활동을 원활하게 한다.
6~7 경부정맥을 자극하고 눈의 긴장을 풀어준다.
8 상체의 정맥기능을 촉진한다.
9 흉부의 기능을 강화한다.
10 손의 악력을 강화한다.
11 쇄골에 의한 경부정맥의 압박을 완화한다.
혈액의 흐름을 좋게 하고, 갑상선 의 기능을 촉진한다.

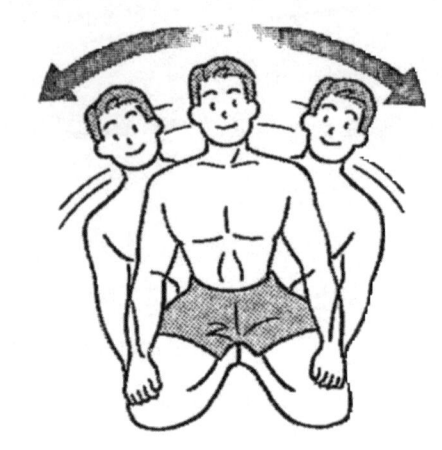

배복운동 (10분간)

    등줄기를 똑바로 뻗고, 미저골을 기점으로 몸을 하나의 막대처럼 세운 채 좌우로 흔든다. 마치 인간 메트로놈이 된 것 같은 요령으로 하면 된다. 몸을 좌우로 기울일 때마다 하복부에 가볍게 힘을 넣어서 내민다.

    몸이 좌우로 일회 왕복하는 사이에 복부의 운동은 2회가 된다. 호흡에는 따로 신경을 쓰지 않아도 된다.

    좌우 왕복 운동을 1회로 해서 1분에 50~55회 운동하도록 한다. 처음부터 이 속도를 내기는 어렵지만 차츰 속도를 더하면 두세 달 안에 할 수 있게 된다.

    속도가 늦더라도 포기하지 말고 500회 반복한다. 처음부터 너무 욕심을 부리지 말고 서서히 노력하자.

    처음부터 너무 빠르게 하면 자세가 나빠지고 척추에 무리가 생겨 허리를 다칠 수도 있으니 주의하자. 거울 앞에 앉아서 자신의 동작을 관찰하며 운동하는 것도 좋은 방법이다. 될 수 있는 한 알몸으로 운동하는 것이 좋다.

배복운동을 하는 동안 꼭 해야 할 일이 있다. 배복운동을 통해 우리 신체는 교감신경과 부교감신경이 각각 100% 활성화되어 있다. 자연 상태에서는 얻기 힘든 상태를 운동으로 만들어내는 것이다.

모처럼 이룬 이 상태를 운동만으로 흘러 보내기에는 아깝다. 앞서 말했듯이 자율신경은 우리 마음대로 조작할 수 없다. 그러나 이 상태에서는 우리의 의지로 자율신경을 조작할 수 있다. 바로 암시를 통해 우리 몸을 건강하게 할 수 있는 상태이다.

평소의 일상에서도 긍정적 사고가 가진 힘은 크다. 특히 배복운동을 할 때에는 긍정적인 암시가 강력한 효과를 가지고 온다. 단순히 마음속으로 염원하지 말고 큰 소리로 외쳐보자.

"나는 반드시 건강해진다!"

"나는 반드시 목표를 이룰 것이다!"

건강과 행복이 여러분의 마음가짐에 달려있다.

08 나체욕과 냉온욕

피부호흡 통해 노폐물 배출

지구상에서 털이 없는 동물은 인간뿐이다. 다른 동물들의 피부는 복슬복슬하거나 뻣뻣한 털로 덮여있다. 물론 인간에게도 머리칼이나 눈썹 등 털이 있는 부위는 남아 있다. 다른 피부 역시 잔털로 덮여있기 때문에 털이 사라졌다기보다는 잔털로 대체되었다고 해야 할 것이다. 그러나 인간과 가장 가까운 영장류인 침팬지조차 온 몸이 굵은 털로 덮여있다. 이에 비하면 인간은 털이 없는 것과 마찬가지다.

사람의 몸에서 털이 사라진 이유는 무엇일까. 맨 피부를 드러낸 데에는 그 나름의 이유가 있을 것이다. 찰스 다윈은 "털이 없는 사람이 성적 매력이 있기 때문에 자연 선택에서 유리하다."라는 가설을 제시했다. 그러나 자연 상태의 수컷들은 털이 화려할수록 멋진 자태를 뽐내며 암컷들을 유혹한다.

벼룩과 기생충이 살지 못하게 하기 위해 그렇게 되었다는 가설도 있다. 또 사람이 두 발로 서면서 태양빛을 쬐는 부위가 40% 감소하면서 다른 포유류보다 체온이 상승할 우려가 줄어들어 털이 줄어들었다는 가설도 있다. 털을 통해 체온을 조절할 이유가 줄어들었다는 이야기이다.

이에 대한 답을 찾기 위해 피부 본연의 기능으로 돌아가 보자. 니시건강법에서 보는 피부의 기능은 다음과 같다.

첫째로 피부호흡을 통해 요소를 비롯한 노폐물을 발산하고 산소를 얻는다. 체내에 발생한 일산화탄소를 탄산가스로 바꾸는 것이다.

또 피부는 한선과 피지선의 작용을 통해 인체의 항상성을 유지하고, 피부 밑에 있는 모세혈관망의 수축과 확장을 관장하기도 한다.

아마도 털이 사라진 이유는 거추장스러운 털 대신 의복과 냉난방으로 피부활동을 조절하기 위해서가 아닌가 싶다. 인간은 의복을 입어 빙하기의 추위를 극복하고 문명을 건설했다. 그러나 직립보행과 마찬가지로 거기에는 중요한 함정이 있었다. 바로 옷을 벗어야 할 때를 잊은 것이다.

더위와 추위를 마음대로 조절할 수 있게 된 이후에는 더욱 옷을 벗지 않게끔 되었다. 맨 피부의 이점을 누리려고 진화한 인간들이 오히려 나체가 되지 않으려 하다니 아이러니가 아닐 수 없다.

니시건강법에서는 피부건강을 위해 가끔 '벌거숭이'가 되기를 권한다. 하루에 한두 번 옷과 함께 마음의 피로마저 벗어던지고 자연으로 돌아가 보자.

나체요법(풍온욕)

나체요법은 옷을 입었다, 벗었다 하는 것을 반복하는 요법이다. 인위적으로 피부의 호흡을 극대화하는 운동이다. 나체요법을 하는 요령은 다음과 같다.

간단히 입고 벗을 수 있는 가운 형태의 옷을 준비한다. 건강한 사람은 의자에 앉아서 하고, 환자는 누운 채 옷을 벗고 다른 사람의 도움을 받아 이불을 벗었다 덮었다 한다. 겨울에는 모포를 사용해도 좋다.

옷을 벗을 때는 완전히 알몸이 되어 몸을 외기에 노출하고, 몸을 덮을 때는 가운이나 모포로 감싼다. 옷을 벗었을 때에는 창문을 열어 피부가 바깥 공기를 접하게 한다. 옷으로 감쌀 때는 창문 역시 닫고 몸을 덥히도록 한다.

해뜨기 전과 해진 후에 하는 것이 좋지만 환자의 경우는 따뜻한 낮에 한다. 식사 전후 30~40분의 시간을 두고 하고, 목욕 후에도 한 시간 이상의 사이를 둔다. 하루에 세 번 하면 좋지만 아침저녁으로 한 번씩 하거나, 하루 한 번으로도 효과를 볼 수 있다.

환자의 경우 아래의 요령으로 한다.

1일 째에는 나체가 되는 시간을 20초에서 70초까지로 한다. 2일 째에는 20초에서 80초까지 하고, 3일 째에는 90초까지로 한다. 이처럼 10초씩 늘려 6일째부터는 120초까지 하도록 한다. 30일 동안은 쉬지 않고 계속하고, 2일 내지 3일간 휴식한 뒤 다시 한다. 이 사이클로 3개월간 계속한다.

피부호흡은 입과 코를 통한 호흡만큼이나 중요하다. 나체요법은 피부의 호흡작용을 인위적으로 왕성하게 하는 운동법이다. 니시건강법에서는 암의 원인을 체내에 일산화탄소가 증가한 탓으로 본다. 피부로부터 흡수된 산소는 일산화탄소를 인체에 해가 없는 탄산가스로 바꾼다. 나체요법은 기관지 천식, 알레르기 질환, 간질환의 예방과 치료에도 유효하다.

풍욕법

횟수	창문을 열고 나체가 되는 시간	옷을 입고 창문을 닫고 몸을 덥히는 시간
1	20초	1분
2	30초	1분
3	40초	1분
4	50초	1분
5	60초	1분 60초
6	70초	1분 70초
7	80초	1분 80초
8	90초	1분 90초
9	100초	2분
10	110초	2분
11	120초	2분

냉온욕

하루의 피로를 풀 수 있는 목욕 시간, 늘 더운 물에 몸을 담그고 있다면 이제 방법을 바꾸는 것이 어떨까. 온수와 냉수에 번갈아 들어가는 것이다. 피부 건강과 미용에는 말할 것도 없고 온수로만 목욕하는 것과 비교할 수 없을 정도로 피로가 풀린다. "어떻게 찬 물에 몸을 담가."라고 말하던 사람도 이 목욕법을 몇 번 하고 나면 곧 익숙해진다.

냉온욕을 하는 방법은 다음과 같다. 보통의 욕조 외에 냉수를 받을 수조를 하나 더 준비한다. 플라스틱으로 된 간이욕조면 충분하다. 온수의 온도는 41~43°면 충분하고, 냉수는 14~18°로 준비한다. 먼저 냉수에 들어간다. 냉수와 온수에 번갈아 1분간 몸을 담그기를 7회 반복한다. 냉수로 시작해서 냉수로 마치게 된다. (냉 - 온 - 냉 - 온 - 냉 - 온 - 냉)

처음 하는 사람은 먼저 손목과 발목만 냉수에 담그고, 다음에는 팔과 무릎까지만 담근다. 천천히 담그는 부위를 많이 해서 일주일째에는 전신을 물에 담근다. 냉수조를 따로 준비하기 어렵다면 냉수에 몸을 담그는 대신 몸에 끼얹는 방법도 괜찮다. 그 경우 샤워기나 바가지를 이용해 발부터 서서히 위쪽으로 냉수를 끼얹는다. 절대로 가슴이나 머리부터 찬 물을 끼얹지 않도록 주의한다.

발끝에 한 바가지, 무릎 밑으로 한 바가지, 배에 한 바가지, 왼쪽 어깨와 오른쪽 어깨에 각각 한 바가지를 뿌린다. 그렇게 한 다음 다시 좌우의 어깨에 두 바가지씩 냉수를 끼얹으면 된다. 이렇게 하면

1분간 냉수욕을 하는 효과를 볼 수 있다. 그 이후에는 다시 온탕에 몸을 담근 뒤 찬물을 끼얹는 것을 반복한다.

몸이 약하거나 나이가 많은 사람은 다음과 같이 한다.

우선 전신을 온수에 담가 몸을 덥힌 뒤, 물에서 나와 상반신의 물기를 제거한다. 그 뒤에는 사타구니까지만 담그고 냉온욕을 3회 반복한다. 이때에도 냉수부터 시작해 반드시 냉수에서 끝낸다. 이렇게 1주간 냉온욕을 한다. 1주 뒤에는 배까지 담근 채 냉온욕을 하면서 1주일간 반복한다. 익숙해지면 전신을 담글 수 있다. 이때에도 반드시 냉수에서 시작해 냉수로 끝내야 한다.

왜 냉수에 몸을 담가야 하는가

사람들은 따뜻한 물에 몸을 담그는 것을 좋아한다. 아주 더운 여름에도 마찬가지다. 온천요법처럼 따뜻한 물에 몸을 담그는 건강법도 있다. 그런 방법만으로도 건강해진다고 믿는 사람들이 대부분이다. 그러나 온욕만으로는 충분하지 않을뿐더러 오히려 건강을 해칠 수 있다.

뜨거운 물에 몸을 담그면 우리 몸의 체액은 알칼리성으로 바뀐다. 이 때 냉수욕을 해주면 우리 몸은 산성화된다. 이것을 반복하면 교감신경과 부교감신경이 번갈아 자극됨으로써 체액은 중화된다. 배복운동처럼 체액을 중화하는 효과를 볼 수 있는 것이다.

온수욕만 하면 피부의 모세혈관이 수축되지 않고 확대하기만 하는데 이렇게 되면 심장을 비롯한 순환기에 부담을 준다. 또 온욕을 하면 우리 몸에서 땀이 많이 배출된다. 이 때 몸에 나쁜 노폐물도 배설되지만 동시에 수분과 염분, 비타민 C를 잃게 된다. 이 세 가지 요소는 인체에 없어서는 안 된다.

먼저 수분은 인간의 몸에서 65%를 차지하고 있다. 수분은 소화, 흡수, 배설에 이르기까지 인체에서 중요한 역할을 한다. 또한 혈액 속의 수분은 영양소를 용해하여 신체의 각 부위로 이동해준다. 온욕을 하면 땀을 통해 수분을 많이 잃어버린다.

염분 역시 중요하다. 과다하게 섭취하기 때문에 문제가 될 뿐, 염분이 신체에서 하는 기능은 무시할 수 없다. 인간의 체내에는 0.85%의 염분이 있다. 땀을 흘리면 체내의 염분 양도 줄어든다. 그렇게 되면 위액이 감소하여 식욕부진이 되고, 위가 무력해진다. 또 체내의 염분이 부족하면 체액의 산과 알칼리 평형이 깨진다.

물론 염분을 과다하게 섭취하면 신장병, 고혈압, 위장병의 원인이 되기도 한다. 체내에 염분양을 조절하는 것이 그래서 중요한 것이다. 스포츠나 노동으로 땀을 흘렸을 때에는 염분을 보충해야 한다. 반대로 땀을 흘리지 않을 때에는 염분을 일부러 섭취하지 않는 편이 좋다. 온수욕을 할 때에는 땀을 흘리기 때문에 체내의 염분을 잃게 된다.

흔히 목욕을 하고 탄산음료나 맥주를 마시곤 한다. 염분결핍 상태에서 단 것을 먹거나 알콜을 섭취하면, 체내의 염분은 더욱 부족해져 체액의 산, 알칼리 평형이 깨진다.

비타민 C의 중요성은 2장에서 충분히 설명한 바 있다. 온욕은 몸 속에서 이렇게 중요한 역할을 하는 세 가지 요소를 땀과 함께 배출시켜버린다.

사례 2

K씨 (남, 77세)

은퇴한 전직 은행지점장인 K씨(77)는 수년간 만성 류머티즘으로 고생해왔다. 무릎을 구부릴 수 없어서 앉기도 서있기도 어려운 상태였다. 통증 역시 만만치 않았다. 관절이 부어 주먹을 쥐기도 어려웠고, 늘 미열에 시달렸다. 몸을 제대로 가누지 못하는 것이 부끄러워 모임에도 잘 나가지 않았다.

류머티즘은 근육이나 관절 같은 결합조직에 염증이 생기는 병으로 현대의학으로도 완치하기 어렵다. K씨는 병원에서 처방한 강력한 약을 몇 년간 사용했는데 그 부작용 때문에 위장 장애를 얻었다.

냉온욕을 시작하고 생채식을 한 이후에 K씨는 류머티즘이 호전되었다.

처음 냉온욕을 시작할 때는 냉수에 몸을 담그는 것이 걱정되었다. 류머티즘에 오히려 좋지 않을까 하는 걱정 때문이었다. 그러나 냉온욕을 하자 온수만 이용했을 때보다 오히려 몸이 가뿐한 기분이있다. 다섯 달 뒤에는 바른 자세로 앉을 수 있었고 통증에 시달리는 일이 없어졌다.

09 발의 단련법

> 모르톤, 쏘오렐 병 발과 연관

　니시건강법은 발의 건강을 중요시한다. 발은 인체라는 커다란 구조물을 지탱하는 기능을 한다. 발에 문제가 생기면 점점 신체 전반에 영향을 주므로 빨리 바로잡아야 한다.
　네 번째 발가락의 뿌리부분을 거머쥐면 아픔을 느끼는 사람들이 있다. 비위의 기능이 약해져 소화불량, 복부팽만감, 현기증, 식은땀, 변비 등의 증세가 있다. 미국의 모르톤 씨 Morton's에 의해 발견되었기 때문에 '모르톤씨병'이라고 부른다.
　또한 복사뼈 주위, 특히 아래쪽을 안과 밖으로 누르면 발바닥에 아픔을 느끼는 사람들이 있다. 프랑스의 쏘오렐 Sorrel에 의해 발견되었기 때문에 '쏘오렐씨병'이라고 한다.
　쏘오렐씨병에 걸리면 걸음걸이가 곤란해지고 발목에 염좌가 일어난다. 남성의 전립선이나 고환, 여성의 자궁과 생식기에 나쁜 영향을 미친다.

모르톤씨병에는 발 끝에 '선형운동'을 해주면 낫고, 쏘오렐씨병은 '상하운동'으로 낫는다.

선형운동

반듯이 누워 양다리를 올리고 오른손으로 오른쪽 정강이 아래쪽을 쥔다.

왼손으로 오른발의 뒤꿈치를 잡고 발끝을 좌우로 흔든다. 왼쪽 발에도 마찬가지 방법으로 한다.

상하운동

왼손으로 왼쪽 정강이 아래쪽을 쥐고 오른손을 그 위에 붙여서 발끝을 상하로 진동시킨다. 오른쪽도 마찬가지 방법으로 한다.

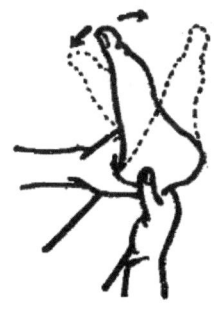

상하운동

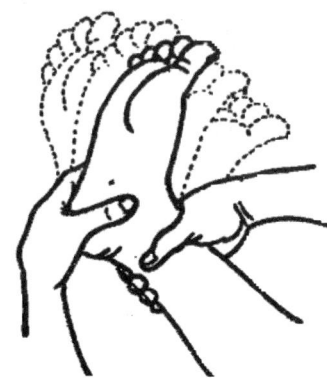

부채질 운동

하지유연법

평상 위에 반듯이 누워 베개를 베고, 한쪽 발을 뻗어 가슴 가까이로 가져가며 발끝을 젖힌다. 좌우 교대로 하며 밑에 뻗고 있는 다른 발이 굽어지거나 지면에서 떨어지지 않도록 주의한다.

의자에서 하는 방법도 있는데 이때는 의자에 앉아서 한 발씩 발끝이 눈높이에 올 때까지 올린다. 한쪽 다리를 지면에 댄 채 한 발씩 발끝을 반대쪽의 어깨에 닿게 하는 운동 역시 효과적이다.

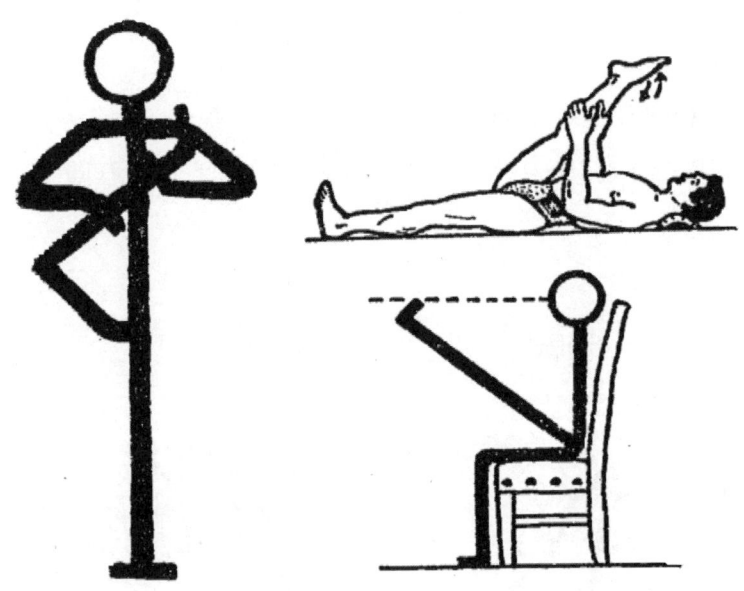

외발로 서기

가끔 외발로 서면 발 건강에 좋다. 출퇴근길, 버스나 전철 안에서 줄곧 서있어 발이 피곤할 때에는 외발로 서보자. 곧 피로가 가실 것이다.

중심을 완전히 한쪽 발로 모으고, 다른 발은 힘을 빼고 가볍게 지면에 대고 쉬게 한다. 외발로 선다고 해서 반대편 발을 지면에서 높이 올릴 필요가 없다. 그러니 다른 사람들의 눈치를 볼 필요 없이 발운동을 할 수 있다. 5~20분 간격으로 좌우를 교대한다.

각반요법

정맥 내의 혈액의 흐름이 나빠지면 생기는 대표적인 질환이 하지정맥류이다. 다리에 혈관이 튀어나와 거미줄처럼 보이기도 하며, 심하면 피부에 궤양이 생긴다.

발이 고장 나면 다른 신체부위에도 영향을 주는데, 하지정맥류를 앓게 되면 내장에도 정맥혈이 고여 기능이 약해진다.

모관운동을 하면 경증의 하지정맥류는 낫는다. 옛 사람들은 다리의 건강을 위해 각반을 생각해냈다.

옛사람들은 각반이 모세혈관의 혈액순환을 돕는다는 원리를 알지는 못했을 것이다. 그러나 그들은 각반을 두르면 발이 피로하지 않다는 사실을 경험적으로 알았다.

옛사람들은 걷는 일이 많아 발 건강에 신경을 쓰며 살았다. 걷지 않고 생활하는 현대인들에게 각반은 잊혀 갔다. 잊고 있던 각반을 되살려 발과 다리의 건강을 지키자.

길이 수 미터, 폭 30cm의 무명천을 15cm 폭으로 반으로 자르고, 그 각각을 반으로 접은 뒤 한쪽을 기워서 두 개의 각반을 만든다. 시판하는 붕대를 사용해도 좋다. 이것을 양 발에 감는데 발끝으로 갈수록 단단하게, 위로 갈수록 느슨하게 하여 넓적다리의 중간쯤까지 감는다.

취침 2시간 전에 감고, 약 30cm높이의 받침대에 양 발을 얹고 눕는다. 2시간이 지나면 반드시 각반을 풀고 잔다. 매일 또는 격일로 실행한다. 처음에는 20~30분 동안 감고 있다가 서서히 시간을 늘려간다.

4부

니시건강법으로 현대병을 고친다

가벼운 감기는 니시건강법으로 간단히 고칠 수 있다. 평소 감기에 잘 걸리는 사람은 앞에 서술한 여섯 가지 운동과 냉온욕, 나체 요법을 통해 체액을 중성으로 유지하도록 한다.

01 감기

발목 냉온, 각탕 효과

누구나 일 년에도 두어 차례 앓는 흔한 병, 바로 감기다. 의학이 발달한 오늘날에도 감기는 뚜렷한 치료법이 없다. 그저 푹 쉬면서 시간이 지나기를 기다릴 수밖에 없다. 흔한 병이라고 무시하기 쉽지만 몸의 저항력이 떨어진 사람들에게는 다른 병의 원인이 되기도 한다.

니시건강법에서는 감기의 원인을 이렇게 생각한다. 여름동안 땀을 흘려 체내에 수분과 염분, 비타민C가 빠져나간 뒤, 이들 영양소를 보충하지 않으면 신체는 산과 알칼리의 균형이 깨진다. 이 상태에서는 몸에 노폐물이 쌓이기 쉽다. 이렇게 쌓인 노폐물을 배설하기 위해 우리 인체는 열을 내고 땀을 흘리게 된다. 이 현상을 감기라고 한다.

그 외에도 전신의 혈액순환이 좋지 않아서 혈액이 정체되어 있을 때, 옷을 두껍게 입어 피부가 체온조절을 잘 할 수 없을 때, 코나 목의 점막이 약해져 세균 등에 감염되기 쉬울 때, 간이나 신장 등 해독 기관이 충분히 활동하지 않고 숙변이 장에 고여 있을 때, 체액이 산성으로 기울어 감기에 쉽게 걸린다.

가벼운 감기는 니시건강법으로 간단히 고칠 수 있다. 평소 감기에 잘 걸리는 사람은 앞에 서술한 여섯 가지 운동과 냉온욕, 나체 요법을 통해 체액을 중성으로 유지하도록 한다. 특히 땀을 흘렸을 때에는 수분과 염분, 비타민 C를 보급하는 것이 좋다.

감기치료법

먼저 오한이 나고 몸이 떨릴 때에는 우리 몸이 추위를 필요로 한다는 신호이다. 옷을 얇게 입어서 피부혈관이 충분히 수축하게 한다. 이때는 나체요법이 필요하다. 그러고 나서 열이 나고 몸이 뜨거워지면 이번에는 몸이 식지 않게끔 따뜻하게 유지해야 한다.

발목 냉온욕

감기의 초기에는 발목 냉온욕으로 간단히 나을 수 있다. 특히 코감기에 효과가 좋다. 커다란 세숫대야를 두 개 준비해 하나에는 42~43°의 더운물을 담고 다른 하나에는 15~16°의 냉수를 담는다.

먼저 양발을 더운물에 1분간 담그고 다음에는 냉수에 1분간 담근다. 이 때 발의 복숭아뼈를 기준으로 아래쪽만을 담가야 한다. 다시 더운물과 찬물에 1분씩 담그기를 4회 반복한다. 반드시 더운물로 시작해서 찬물로 끝내야 한다. (온-냉-온-냉-온-냉)

더운물이 식지 않도록 조금씩 뜨거운 물을 보충해준다. 그 뒤에 발을 수건으로 잘 닦고 양말을 신어 보온해 준다. 감기 초기에 발목 냉온욕을 하면 대개 한 번이면 낫는다. 어린 아이의 경우 특히 효과가 좋다.

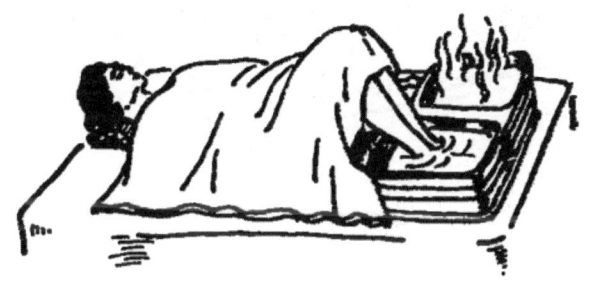

각탕법(脚湯法)

감기가 어느 정도 진행하여 열이 많이 날 경우 각탕법으로 치료한다. 양동이에 40°쯤 되는 물을 담고 장딴지 아래를 담근다. 담요나 이불을 몸에 덮어 춥지 않게끔 한다.

물이 식지 않도록 더운물을 보충해가며 20분간 발을 담근다. 중간에 물이 식지 않도록 뜨거운 물을 보충한다. 끝나면 발을 수건으로 가볍게 닦은 뒤 이번에는 냉수에 발을 2~3분간 담근다.

각탕은 다리와 발의 혈액의 알칼리도를 높이고, 땀을 내어 노폐물을 제거하는 치료법이다. 땀을 많이 낼수록 효과적이며 땀이 나지 않는 사람은 각탕 중에 더운물을 조금씩 자주 마셔 노폐물을 배출하게끔 한다. 각탕 후에는 몸을 따뜻하게 하고 땀이 완전하게 나오도록 한다. 땀을 많이 흘렸으므로 두 시간 이내에 염분, 생수, 비타

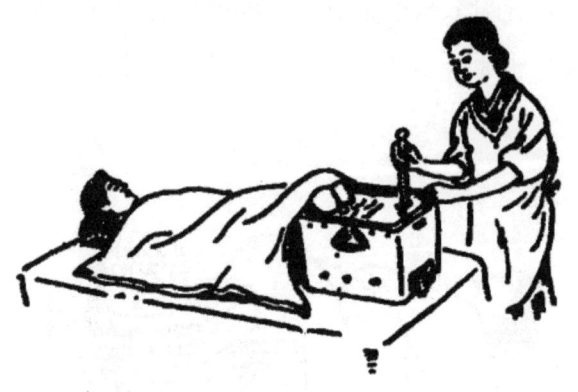

민 C를 보충한다.

　각탕을 한 후에 모관운동을 하면 감기 치료에 더욱 효과적이다. 각탕 중에 어지러울 때에는 레몬즙이나 냉수, 미지근한 차를 조금씩 마신다. 피부가 거친 사람이나 하루 2회 이상 각탕법을 하는 사람은 피부에 올리브유를 조금 바른다. 발목의 냉온욕은 오전 중에, 오후 3시 이후에는 각탕법을 하면 더욱 효과적이다.

사례

U군 (남, 6세)

U군은 환절기만 되면 감기에 걸렸다. 낫자마자 또 다시 감기에 걸리는 일도 있었다. U군의 어머니는 감기가 유행할 때면 어린이집에 보내지 않았고, 외출하는 것마저 꺼렸다. 감기에 걸릴 때마다 U군이 며칠씩 앓아누웠기 때문이다.

U군은 감기 외에도 설사와 변비에 시달렸으며 가벼운 아토피성 피부염 증상도 있었다. U군의 어머니가 건강한 식생활을 위해 노력했지만 U군은 편식하는 버릇이 있었고, 생채소를 싫어했다.

U군의 어머니는 발목의 냉온법이 초기 감기에 좋다는 이야기를 전해 들었다.

환절기가 되어 U군이 코를 훌쩍거리자 어머니는 U군의 발을 교대로 냉온수에 담가주었다. 신기하게도 U군의 감기는 초기에 나았다.

이제 U군의 어머니는 아들에게 감기기운이 있어도 그리 걱정하지 않는다. 발목의 냉온욕으로 가벼운 감기 정도는 물리칠 수 있기 때문이다.

땀을 충분히 낸 뒤에는 비타민이 많은 과일과 생채소, 생수를 먹인다. 여전히 U군은 생채소를 싫어하지만 우유와 벌꿀을 넣어 죽처럼 만들면 곧잘 먹는다.

02 아토피성 피부염

생채소즙과 냉온욕으로 효과

피가 날 때까지 긁고 또 긁지만 가려움증은 사라지지 않는다. 아이의 연약한 피부에 생기는 딱지를 보며 부모의 가슴은 타들어간다. 피부를 긁으면 긁을수록 가려움증은 더욱 심해진다. 아토피성 피부염 환자가 늘어나고 있다. 스테로이드 연고의 부작용으로 고생하는 등 치료 과정에서 또 다른 병을 얻기도 한다.

아토피는 아토피 소인(素因:기관지 천식이나 알레르기성 비염 등의 가족력)이 있는 사람에게 생기는 습진으로 만성적으로 재발하며 심한 가려움증을 동반한다. 즉 유전적으로 알러지 체질인 사람의 피부에 나타난 알러지 반응인 것이다.

천식, 알러지성 비염 역시 증상이 다르기에 다른 병이라 생각하기 쉽지만, 몸의 다른 부위에서 알러지 반응을 나타낼 뿐, 본질적으로 같은 병이다. 알러지 반응이 코, 폐, 눈, 피부와 같은 부위에서 일어나는 사람이 있는가 하면 아토피성 피부염 환자처럼 피부에서 일어나는 사람이 있다.

아토피 환자의 70~80%가 가족력이 있다. 부모 중 한 쪽이 아토피환자면 자녀에게 유전될 확률이 50%이며 양쪽 다 아토피 환자일 경우 유전될 확률은 75%로 늘어난다.

아토피 피부염은 대표적인 현대병이다. 1970년대의 경우 6세 이하 어린이의 3%만이 발병했다. 그러나 최근에는 어린이의 20%, 성인의 1~3%가 아토피 피부염 환자다. 아토피 피부염은 유전적 소인 외에도 환경적 요인에 의해 발생하는데 도시화와 산업화, 공기 중 알러지 물질의 증가 때문에 환자는 꾸준히 늘고 있다.

'아토피'라는 말은 1923년 미국의 의학자 A.F.코카가 쓰기 시작했다. 그는 알러지가 특정한 항원과 그에 대응하는 항체의 반응으로 발병하며 유전경향이 있다는 사실을 발견했다. 그러나 당시에는 아직 항체의 실체를 발견할 수 없었으므로 '기묘한'이라는 뜻의 라틴어 아토피 'atopos'에서 유래한 단어 아토피를 병명으로 사용했다.

그러나 이제는 알레르겐과 반응하는 면역글로불린(IgE)이 발견되어 알러지 질환의 원인이 밝혀졌다. 대부분의 환자는 음식물이나 공기중의 항원에 대한 특이 면역글로블린 IgE항체를 가지고 있어 항원에 노출되면 알러지 반응을 보인다.

알러지 체질인 사람은 평소에 접하는 것, 예를 들어 집먼지 진드기, 곰팡이, 계란, 우유, 땅콩과 같은 식품, 나무나 꽃의 화분(花粉) 등에 대하여 과민한 반응을 일으킨다.

다른 사람에게는 아무 것도 아닌 물질 때문에 알러지성 쇼크를 일으켜 때로 목숨을 잃기도 한다.

알러지 반응을 일으키는 원인물질을 알레르겐이라 부른다. 땅콩을 먹으면 두드러기가 나는 사람에게는 땅콩이 알레르겐이고, 집진드기 때문에 발작을 일으키는 사람은 집진드기가 알레르겐이다. 사람에 따라 알레르겐은 다르지만 여러 개의 알레르겐에 대해 반응을 보이는 사람들도 많다.

아토피 소인이 있는 아이에게는 몇 가지 알러지 질환이 잇따라 일어나기 쉽다. 즉 천식과 아토피 피부염이 교대로 나타나고, 연이어 알러지성 비염이 나타나기도 한다. 이처럼 피부와 호흡기 증상은 밀접한 관계가 있다. 아토피성 피부염이나 천식, 알러지성 비염 등 알러지성 질환이 계속 되는 것을 알러지 마치(allergic march:알러지 행진)라고 한다.

흔히 태열이라고 부르는 영아기 습진 역시 아토피 피부염의 시작으로 본다. 나이가 들수록 호전되는 경향이 있지만 보통 성인이 될 때까지 호전과 악화를 반복한다.

아토피성 피부염의 증상은 다음과 같다.

1. 유아기 (3살 무렵까지)

얼굴과 목을 중심으로 진이 나는 습윤성(濕潤性)의 습진이 나타나 차차 귀 밑, 팔꿈치 안, 무릎 뒤로 퍼져 간다. 습진은 붉고 기름지며 딱지를 형성한다.

2. 3살에서 12살 무렵까지

얼굴에 생겼던 습진이 목이나 등으로 퍼져간다. 진이 나는 형태의 습진이 좁쌀알 같은 붉은 발진으로 바뀐다. 시간이 경과하면 피부가 단단해지고 주름이 잡힌다. 가려움이 심해지고 건조해진다.

3. 성인기(사춘기 이후)

어릴 때 발병한 아토피가 낫지 않고 계속 되거나, 호전되었다가 재발하는 경우이다. 혹은 나이가 들어 갑자기 발병하는 경우도 있다. 피부가 건조해지고 점차 갈라지게 되며 통증을 수반한다.

아토피성 피부염은 현대의학에서도 뚜렷한 예방법이나 치료법이 없다. 단지 그 원인이 밝혀져 있을 뿐이다. 또 환자들은 아토피로 인한 합병증으로 고생하기도 한다. 아토피로 인한 합병증으로 피부감염증(단순포진, 대상포진, 농가진, 물사마귀)과 안구증상(아토피 결막염, 백내장, 녹내장, 망막 분리)을 들 수 있다. 게다가 치료에 쓰이는 스테로이드제의 부작용 때문에 환자들은 고통 받는다. 병을 고치려다가 또 다른 병을 얻는 셈이다.

스테로이드제란 부신피질에서 만들어지는 호르몬(코티솔)을 합성한 제제이다. 코티솔은 우리 몸에서 염증과 염증반응을 억제하는 역할을 한다. 스테로이드는 코티솔을 흉내 내어 만든 면역 억제제인 셈이다. 아토피 환자들은 피부에 과도한 면역 반응을 만들어 염증을 일으키는 환자들이다. 이 때 스테로이드를 사용하면 몸에서 코티솔을 분비하는 것과 같은 반응이 생긴다. 과도한 면역 반응이 없어지므로 일시적으로 염증이 가라앉고 증세가 호전된다.

그러나 여기에는 무서운 함정이 있다. 장기간 사용하면 스테로이드는 우리 몸의 방어 면역체계를 무너뜨린다. 그 결과로 우리 피부는 정작 면역이 필요할 때 힘을 잃고 더 쉽게 세균에 감염되고 만다. 몸에서 자연스럽게 분비되어야할 호르몬을 억지로 흉내 낸 결과이다.

또 스테로이드 제제는 콜라겐의 합성을 억제하기 때문에 계속 사용하면 피부의 콜라겐층이 감소하면서 피부가 위축되고 얇아진다.

니시건강법에서는 체질을 개선함으로써 아토피성 피부염을 예방하고 치료할 수 있다고 본다. 부작용이 많은 스테로이드 제제 없이도 아토피를 완치할 수 있다. 중증의 아토피성 피부염 환자도 니시건강법을 꾸준히 실천해서 건강해진 사례가 있다.

니시건강법에 의한 아토피 치료

아토피를 막기 위해서는 건강한 식생활이 가장 중요하다. 임신한 순간부터 태아의 아토피를 예방하는 생활 습관을 들인다. 아이를 가졌을 때 어머니가 먹는 음식은 태반을 통해 태아에게 전달된다. 이 때 어머니가 먹는 음식은 태아에게 식품의 항원이 된다.

어머니가 육류, 계란, 우유 등을 많이 먹고 채소나 해조류를 먹지 않으면 아이가 아토피 소인(素因)을 가질 위험성이 높아진다. 가장 나쁜 것은 흰설탕과 육류의 과도한 섭취다.

이미 아토피가 시작된 후의 치료법은 다음과 같다.

우선 생채소즙을 충분히 먹는다. 생채소에 들어 있는 비타민A와

C는 특히 중요하다. 비타민 C는 피부를 만드는 콜라겐의 원료가 된다. 흰설탕을 피하는 것 역시 중요하다. 흰설탕은 몸으로부터 칼슘을 빼앗아 체액을 산성으로 만든다. 또 피부의 글로오뮈에 장애를 일으켜 콜라겐 합성을 방해하는 주범이다.

다음으로 나체요법과 냉온욕을 꾸준히 해서 피부 자체의 기능을 높인다. 피부가 건강해져 피부가 가진 기능을 살리면 아토피 증상 역시 점점 개선된다.

사례

P군 (남, 11세)

　P군(11살)은 생후 백일 경부터 얼굴과 목에 태열이 나타났다. 보통 돌이 지나면 좋아진다는 말을 믿으며 경과를 지켜보았지만 P군의 상태는 점점 악화되었다. 두 살이 되었을 때 P군은 온몸에서 피가 나도록 긁는 등 심각한 상태가 되었다. P군의 어머니는 병원에서 스테로이드와 항히스타민 연고를 처방받아 사용했다.

　연고를 바르면 일시적으로 나았지만 곧 재발했다. P군의 어머니는 공기가 좋은 인근 신도시로 이사하는 등 아들의 건강을 위해 애썼지만 P군은 호전과 재발을 반복했다. 습진에서는 진이 나오고 가려움이 심했다. 몸이 건조해지는 가을과 겨울에는 더욱 증세가 심했다.

　P군의 어머니는 스테로이드 연고 바르기를 중단하고, 증세가 아주 심할 때만 조금씩 바르기로 결정했다. 생채소즙을 6개월간 먹자 P군의 상태는 많이 좋아졌다. 스테로이드 부작용 때문인지 피부가 감염되는 일이 몇 번 있었지만 곧 나아졌다. 냉온욕과 나체요법을 함께 하자 P군의 피부는 놀라울 정도로 깨끗해졌다. P군은 피부염증 외에도 환절기가 되면 심한 재채기에 시달렸지만 그런 증상 역시 사라졌다. 체질이 개선되면서 알러지 반응이 호전된 탓이다. 지금도 환절기에는 무릎뒤쪽에 습진이 재발하곤 하지만 건강하게 생활하고 있다.

사례

S씨 (여, 22세)

여대생 S씨는 화장을 시작하고 난 뒤 얼굴에 습진이 생겼다. 처음에는 조금 가려운데 불과했지만 습진이 얼굴을 뒤덮더니 점차 목으로까지 번져갔다. 피부과에서 성인형 아토피성 피부염으로 진단하고 스테로이드 연고를 처방해주었다. 처음에는 피부가 깨끗해지고 화장도 잘 받았다.

그러나 점차 습진이 재발했다가 호전되기를 되풀이했다. 학업에 대한 부담감과 남자친구와의 갈등 때문에 스트레스를 받을 때마다 피부는 점점 나빠졌다.

입술과 눈 주위에도 염증이 일어나고 염증 때문에 피부가 붉어져 외출하기도 꺼려졌다. 얼굴 때문에 밖에 나가지 않는 생활이 계속되자 S씨는 우울증까지 걸렸다.

스테로이드 연고를 장기간 사용해서 피부는 점점 얇아지고 건조해졌다. S씨는 스테로이드 연고의 부작용을 깨닫고 연고의 사용을 중단했다.

주변의 권유로 생채소즙을 먹기 시작했다. 인스턴트 음식을 먹는 것을 중단하고, 냉온욕을 반복했다. 특히 S씨는 콜라를 즐겨 마셨는데 많을 때는 하루에 서너 캔을 마시기도 했다. 흰설탕이 몸에 나쁘다는 것을 깨닫고 끊었다.

처음에는 생채소즙을 먹기 힘들었지만 일주일쯤 지나자 익숙해졌다.

생채소즙을 먹고 한 달쯤 되자 피부에 있던 습진이 조금씩 사라졌다. 네 달이 지나자 S씨는 예전의 맑은 피부를 되찾을 수 있었다. 아토피 피부염은 완치되었지만 S씨는 여전히 생채소즙을 마시고 냉온욕으로 피부를 관리한다.

사례

T군 (남, 17세)

　T군(17세)은 전형적인 꽃가루 알러지 환자였다. 해마다 꽃가루가 날리는 시기가 되면 재채기와 콧물 때문에 일상생활을 할 수 없을 지경이었다. 어릴 때부터 알러지에 시달려 제대로 성장하지 못한 탓인지 체구도 또래 아이들보다 작았다. (키 162cm, 체중 55kg)
　병원과 한의원에서 치료받았지만 별다른 차도는 없었다. T군은 콜라를 입에 달고 살았고, 커피도 많이 마셨다. 알러지 때문에 책상에 앉아 있기도 힘들어, 성적은 점점 떨어져갔다. 재채기 때문에 다른 아이들에게 방해가 된다고 생각한 탓에, 학원에도 나가지 않았다. 아들의 공부 때문에 강남으로 이사한 부모는 마음이 타들어갔다.
　T군의 부모는 아들의 성적보다 건강을 챙기는 것이 우선이라고 생각했다. 우연한 기회에 니시건강법에 대한 정보를 듣고 생채소즙 복용과 냉온욕을 시작했다. T군은 처음에는 생채소즙을 먹기 어려워했지만 차츰 적응했다.
　두 달이 지나자 늘 물처럼 흐르던 콧물이 줄어들고, 머리가 맑아졌다. 꽃가루가 날리는 계절이 와도 예전처럼 고생하는 일은 없게 되었다. 생채소즙을 먹기 시작한 이후로 입맛도 변해서 예전처럼 인스턴트 음식을 찾는 일도 없어졌다. 성적도 차츰 올라서 지금은 원하는 대학을 목표로 공부중이다.

03 당뇨병

생채소식과 6대 법칙 등 효과

소변으로 당(糖)이 배출된다고 해서 이름 붙여진 당뇨병, 현대인이 가장 두려워하는 병 중 하나이다. 이 병으로 사망하는 사람은 줄었지만 여전히 현대의학으로는 완치가 불가능하다. 게다가 동맥경화나 뇌졸중 등 무서운 합병증을 불러일으킨다.

혈액 중에 있는 포도당은 대부분 체내에서 에너지로 사용된다. 밥을 먹으면 당질이 포도당으로 분해되어 장관으로 흡수되며, 간에서 글리코겐으로 바뀌어 저장된다.

포도당을 글리코겐으로 바꾸고, 글리코겐을 에너지원으로 사용될 수 있게끔 다시 포도당으로 바꾸는 작용을 하는 것이 바로 인슐린이다. 또 인슐린은 근육이나 지방 등 조직에서 당질이 에너지원으로 유효하게 쓰이게끔 조절한다.

정상인의 경우 인슐린에 의해 섭취한 당분이 세포로 가서 일을 한다. 그러나 당뇨병 환자의 경우 인슐린이 분비되지 않거나 또는 분비되어도 활동을 제대로 하지 않아 당분이 혈액 속에 남아 있게 된다. 그 결과 필요 없는 당이 소변을 통해 빠져나가게 된다.

건강한 사람의 혈당치는 공복시에 80~120mg/이이고 공복시 혈당이 140mg/이면 당뇨병이라고 진단한다.

혈당치가 극단으로 오르면 당뇨병성 혼수에 빠지고 심하면 죽을 수도 있다. 혈액은 보통 약알칼리성지만 혈당치가 급격하게 오르면 혈액이 산성화되고 탈수가 진행되어 그 결과 뇌의 기능이 약해져 혼수상태에 이른다.

인슐린이 부족하게 된 원인에 따라 당뇨병을 두 가지 유형으로 나눌 수 있다.

인슐린 의존형(Ⅰ형)

인슐린을 만드는 췌장의 랑게르한스섬에 장애가 생겨 인슐린을 만들지 못하는 경우이다. 어린 나이에 시작되며 갑자기 증상이 나타난다. 전체 당뇨병 환자의 10%로 비교적 그 수가 적으며 유전적 경향은 적은 편이다.

인슐린 비의존형(Ⅱ형)

인슐린은 나오지만 양이 부족하거나 그 작용이 약해서 발병한다. 성인병으로 문제가 되는 것은 이 Ⅱ형을 말한다.

최근 들어 비교적 젊은 나이에도 발병하는 경우가 많다. 유전적 경향이 있으며 과식, 비만, 운동부족, 스트레스 등이 더해져 발병한다.

당뇨병의 원인

당뇨병은 대표적인 현대병이다. 1970년에는 전체 인구 중 1%였던 당뇨병 환자가 2000년대 들어 8~10%로 급증했다. 당뇨병의 원인은 유전과 환경 때문이라고 여겨진다. 부모 중 한 명이 당뇨병이면 자녀들의 30%가, 부모가 모두 당뇨병이면 80%가 중년 이후에 발병한다. 그러나 대부분의 당뇨병에서는 원인이 되는 유전자가 명확하게 밝혀져 있지 않다.

비만, 스트레스, 임신, 감염, 약물(스테로이드 제제, 면역 억제제, 이뇨제)등의 영향으로 발병하기도 한다. 이런 환경적 요인은 유전적 요인과는 달리 본인의 노력으로 어느 정도 피할 수 있다는 점이 중요하다.

특히 최근 들어 당뇨가 늘어나는 것은 단 것을 많이 먹고 운동이 부족해지기 쉬운 생활 탓이다. 과식과 운동부족은 비만으로 이어지며 비만은 당뇨병의 가장 큰 원인이다. 과식에 의한 여분의 영양은 지방이 되어 저장되는데 부피가 커진 지방조직에서는 인슐린의 작용이 저하된다. 그 결과 혈액 중에 포도당이 증가하게 되는 것이다.

인슐린의 두 얼굴

니시건강법에서는 당뇨병에 대해 이렇게 생각한다. 체내에 당질이 지나치게 많아지면 갖가지 해를 끼치므로 인체는 여분의 당을 소변을 통해 배설한다. 이 때 췌장이 정상적으로 인슐린을 분비하면 당을 소변 속에 배설할 수 없다. 몸이 알아서 췌장의 랑게르한스씨 섬의 기능을 중지하여 소변 속에 당을 배설할 수 있게끔 한다. 당뇨병의 증상 역시 일종의 자가 치료법인 셈이다.

그런데 현대의학에서는 인공적으로 인슐린을 주사해서 당뇨의 배설을 저지하려 한다. 그 결과 여분의 당분이 체내에 남아 동맥경화와 고혈압을 일으킨다. 인슐린을 투여해서 당뇨병성 혼수상태와 그로 인한 사망은 막을 수 있게 되었다. 그러나 당뇨병으로 인한 동맥경화와 뇌일혈 사망은 증가했다.

니시건강법에서는 당뇨병을 고치는 것과 동시에 병이 동맥경화, 고혈압으로 발전하지 않도록 한다.

당뇨병의 치료

당뇨병의 원인은 영양 과잉에 있다. 흰설탕과 육류, 지방분이 많은 음식을 먹고, 생채소, 생수, 비타민 C가 부족할 때 일어난다. 체내에 지나친 영양이 들어올 때 어떤 사람은 고혈압이 되고 어떤 사람은 당뇨병에 걸린다.

왜 이런 차이가 일어나는 것일까. 어떤 원인으로 체내에 알코올이 늘어나면 글로오뮈는 딱딱해지고 개방되어 동맥경화증에 걸리기 쉽다. 이와 반대로 당분이 늘어나면 글로오뮈는 소실되고 연화되어 당뇨병에 걸리기 쉬운 체질이 된다. 두 경우 모두 글로오뮈를 재생시켜 회복하면 병이 낫는데 도움이 된다.

니시건강법에서는 먼저 여분의 영양을 끊음으로써 정상적인 인슐린 분비를 이끌어내는데 주안점을 둔다. 가장 효과적인 것이 생채소식 요법이다. 그러나 인슐린 의존형 당뇨병(Ⅱ형)일 경우 외부에서 인슐린을 보충하며 니시건강법을 실천해야 한다. 인슐린 의존형 당뇨병은 링게르한스씨 섬에 장애가 있어 원래 체내에서 인슐린 분비를 할 수 없기 때문이다.

　글로오뮈를 강화하기 위해 나체욕, 풍온욕을 병행하며 체질을 개선해 나간다. 당뇨는 체질에 의한 것이 크기 때문에 체질을 완전히 개선하지 않으면 나을 수 없다.

　니시건강법으로 일시적으로 건강해져도 다시 보통 식사로 돌아오면 재발하고 만다.

　니시건강법에 입각한 생활방식을 지키고, 생채소즙, 감잎차, 6대 법칙, 냉온욕, 나체 요법을 꾸준히 실행하자.

사례

B씨 (여, 57세)

　B씨(57세)가 당뇨병 진단을 받은 것은 남편의 사업실패로 인한 스트레스로 폭식을 해왔기 때문에 체중이 20kg가량 늘은 직후였다. 비록 체중이 갑자기 늘기는 했지만 건강을 자신해왔던 B씨였기에 충격이 더 컸다.

　B씨는 눈이 침침해지고 손발이 저리는 등 당뇨병의 증상으로 고통 받았다. 식사요법은 꾸준히 지키려 애썼지만 운동은 잘 하지 않았다. 역시 당뇨병으로 투병하던 친지가 당뇨로 인한 합병증으로 실명하는 것을 보고 B씨는 충격을 받았다. B씨는 적극적으로 자신의 병을 고치겠다고 마음먹고 니시건강법에 의존하게 되었다.

　치료를 시작할 때 B씨의 혈당치는 193mg/dl로 매우 높았고 심장역시 비대해져 있었다. B씨는 생채소즙을 먹고 냉온욕을 꾸준히 반복했다. 엄격하게 식단을 지키고 아침저녁으로 모관운동을 잊지 않았다. 한 달 정도 지나자 기분이 상쾌해지고 혈당치 역시 90~100mg/dl로 안정을 되찾았다. 체중 역시 꾸준히 줄었고 기분도 상쾌해졌다.

　피곤을 느끼는 일도 줄었고, 눈이 침침한 증세도 사라졌다. 증세가 사라지자 B씨는 식단을 지키는 일을 게을리 하고 가끔 맥주를 마셨다. 혈당치가 다시 올라 140mg/dl가 되자 B씨는 정신이 번쩍 드는 느낌이었다.

　다시 찾은 건강을 잃을 수 없다는 생각에 B씨는 다시 예전의 생활로 돌아갔다. 비록 단 것을 즐기던 기쁨을 잃었지만 무엇과도 바꿀 수 없는 건강을 찾았다는 생각에 B씨는 행복하다.
 니시건강법을 지키고 나서 오히려 당뇨병이 생기기 전보다 더 건강해졌다는 생각 역시 갖게 되었다.

사례

O씨 (남, 38세)

O씨(38세)는 혈액검사에서 깜짝 놀랐다. 공복시의 혈당치가 140mg/dl로 당뇨판정을 받은 것이다. 뿐만 아니라 고지혈증과 고혈압도 진단받았다. 아직 30대의 젊은 나이에 이런 질병을 얻은 것을 이해할 수 없는 것도 아니었다.

계속되는 야근과 폭식, 폭음으로 O씨의 몸은 망가질 대로 망가져 있었다. B씨는 어릴 때부터 기름진 것을 좋아하고 채소는 입에 대지 않았다. 부모님 중 아버지가 당뇨병 합병증인 요독증으로 세상을 떠난 일도 있었다. 자신 역시 아버지의 당뇨병을 물려받을 수 있다고 여겼지만 아직 젊었다고 생각하여 신경쓰지 않았다.

B씨는 아이들과 부인을 생각해서 이대로 있을 수 없다고 생각했다. 우선 생활습관을 완전히 고치기로 했다. 철저하게 당뇨병 환자를 위한 식단을 지켰다. 모두 그의 병에 대해 알고 있었기 때문에 회식 자리에서 술을 강요받는 일도 없었다.

니시건강법에 대해 알고 난 뒤로는 꾸준히 생채소즙을 복용했다. O씨의 부인이 유기농 채소를 구해 직접 즙을 만들어주었다. 생채소즙은 O씨의 부인과 아이들도 함께 마셨다. 나체요법과 냉온욕도 빠뜨리지 않았다.

두 달 뒤에 혈당치는 110mg/dl로 떨어졌다. 오히려 당뇨병에 걸리기 전보다 몸이 가뿐해졌다고 느꼈다. 믹스커피와 탄산음료처럼 흰 설탕이 들어간 음식을 끊은 탓이다.

04 고혈압과
동맥경화

식생활 개선, 숙변 제거, 모관운동

침묵의 살인자, 고혈압을 부르는 또 다른 이름이다. 이 무시무시한 이름은 뚜렷한 자각증상이 없기 때문에 붙여졌다. 우리나라 사람들의 사망원인 중 암과 1~2 위를 다투는 병이 뇌졸중이다.

뇌졸중은 고혈압 때문에 일어난다. 협심증 역시 고혈압과 관계가 있다.

침묵의 살인자라는 별칭에 걸맞게 고혈압은 자각증상이 없다. 아무 증상 없이 진행하여 끝내는 심장병, 뇌일혈 등 중대한 질병을 일으킨다.

니시건강법이 말하는 고혈압

혈압이란 동맥 혈관벽에 대항하는 혈액의 압력을 말한다. 심장이 수축하여 동맥혈관으로 혈액을 보낼 때의 혈압이 가장 높고, 심장이 늘어나 혈액을 받아들일 때의 혈압이 가장 낮다. WHO에서 정한 고혈압의 정의는 최대혈압이 160 이상 또는 최소혈압이 95 이상인 경우를 말한다. 정상혈압은 최대혈압이 120이하이고 최소혈압이 80이하인 경우를 말한다.
그러나 니시건강법에서는 이렇게 혈압을 측정한다.

최대혈압=115+(연령-20)/2(mmHg : 밀리수은주)
최소혈압=최대혈압×7/11(mmHg : 밀리수은주)

즉 최대혈압은 연령에서 20을 뺀 것의 1/2에 115를 더한 수치이고 최소혈압은 최대혈압의 7/11로 한다. 여성은 남성의 수치보다 5mm정도 낮게 한다. 40세 남자의 경우 정상혈압을 구해보자. 최대혈압은 연령인 40에서 20을 빼므로 20, 20의 1/2은 10, 115에 10을 더하게 되어 125라는 숫자가 나온다. 최소혈압은 최대혈압의 7/11이므로 약 80이다. 40살 남성의 정상적인 최대혈압은 125이고 최소혈압은 80이다. 40세 여성의 경우 남성의 수치에서 5mm를 낮게 하니까, 최대혈압은 120, 최소혈압은 75가 된다.
또한 니시건강법은 최대혈압과 최소혈압의 관계를 중시한다. 최소혈압이 최대혈압의 6/11에서 8/11까지가 안정적인 범위이다. 최소혈압이 이 범위를 유지하면 최대혈압이 조금 초과해있어도 문제가 없다고 본다.

그러나 최소혈압이 최대혈압의 8/11을 넘으면 뇌졸중의 위험이 있다. 그렇기 때문에 함부로 혈압강하제를 쓰는 것은 위험하다. 최대혈압만을 내리고 최소혈압은 내리지 않기 때문에 오히려 뇌졸중의 위험이 커진다.

고혈압의 원인

"피는 물보다 진하다."라는 말은 사실이다. 보통 혈액은 물의 5배 반이나 되는 점착력(粘着力:끈끈한 힘)을 가지고 있기 때문이다. 점착력이 높아질수록 혈압은 높아진다.

좁은 관을 통과하려면 맑은 액체보다 끈끈한 액체가 더 많은 힘을 요구하기 때문이다. 점착력은 나이가 많을수록 높아진다. 물을 많이 마시지 않는 사람일수록 혈액의 점착력은 높기 마련이다. 운동이나 노동 등으로 땀을 흘린 뒤 수분을 보충하지 않는 사람도 마찬가지다.

동물성 단백질을 과다하게 섭취하는 사람도 점착력이 높아진다. 신장의 기능이 좋지 않으면 혈압이 높아진다. 거기에 과다한 영양과 염분이 더해지면 혈액의 점착력이 높아지며 동시에 혈액량이 증가하여 혈압은 더더욱 높아진다. 좁은 혈관 속에 많은 양의 끈끈한 혈액이 흘러드니 혈압이 높아지는 것은 당연한 일이다.

과식과 폭음, 수분 부족, 비타민 C의 부족, 그로 인한 변비와 운동 부족, 옷을 두껍게 입는 습관 역시 고혈압의 원인이다.

동맥경화

 혈액을 운반하는 동맥은 원래 고무관처럼 탄력 있고 유연하다. 그러나 나이를 먹으면서 점차 낡은 고무관처럼 탄력성이 떨어진다. 동맥의 내벽에 파손이 생겨서 약하게 되기 때문이다.

 약해진 동맥의 내벽에 콜레스테롤이 끼거나 칼슘이 모인다.

 또 혈액이 좁아진 혈관을 통과하면서 혈관 내막에 상처를 입혀 죽종(atheroma)이 형성되는데 이 주변 부위를 단단한 섬유성 막인 '경화반'이 둘러싼다. 경화반이 파열되면 혈관 내에 혈전(thombus:피떡)이 생긴다.

 그 결과 혈관은 두꺼워지고 단단해지며 안쪽이 좁아진다. 이것이 바로 동맥경화이다. 오래된 수도관이 녹이 슬고 이물질이 끼어 막히는 것과 같은 이치다.

 동맥경화가 굵은 동맥에 생기는 것은 큰 문제가 되지 않는다. 그러나 소동맥이나 모세혈관, 글로오뮈 같은 말초에 일어나면 위험하다.

 혈관은 동맥경화 때문에 신축이 안 되고, 혈액이 충분히 흐르지 않게 된다. 당연히 몸의 각 조직에도 혈액의 보급이 부족해진다.

 게다가 점착력이 높은 혈액이 비좁아진 혈관을 흐르고 있으니 혈액의 흐름도 순조롭지 못하다.

 때에 따라서는 응혈 때문에 혈관이 막혀 혈액이 전혀 통하지 않게 된다.

이런 현상이 심장의 근육을 배양하는 관상동맥에 나타나면 협심증이 되고, 뇌의 동맥에 나타나면 뇌동맥 경화증이 된다. 뇌동맥 경화증에 걸리면 의식을 잃고 수족마비를 일으킨다.

나아가 경화된 뇌동맥이 혈압에 견디다 못해 파열하면 뇌일혈이 된다. 이 밖에도 췌장의 동맥에 나타나면 당뇨병이 되고, 신장의 동맥에 나타날 경우 신경화증이 된다.

고지혈증

동맥경화를 일으키는 가장 큰 원인은 고지혈증이다. 고지혈증이란 혈액 속에 지방 성분이 높은 상태를 말한다. 과거 우리나라에는 고지혈증 환자가 드물었다. 지방섭취량 자체가 적었기 때문이다. 그러나 식생활이 서구화됨에 따라 고지혈증 환자는 계속 늘고 있다.

혈액 중에는 왜 지방이 있을까? 인간은 식사할 때 섭취한 지방을 장에서 흡수해 간에 저장한다. 간은 지방을 콜레스테롤로 바꾸어 혈액 속에 방류한다.

혈액 중의 지방에는 콜레스테롤, 중성지방, 인지질, 유리(遊離)지방산, 지용성(脂溶性)비타민 등이 있는데, 이중 문제가 되는 것은 콜레스테롤과 중성지방이다.

콜레스테롤이 고지혈증의 원인이라는데 왜 우리 신체는 이처럼 해로운 콜레스테롤을 만들까. 지나치게 증가하지만 않으면 콜레스테롤 자체는 몸에 해롭지 않다. 오히려 몸에 꼭 필요한 성분이다.

세포막의 주성분을 만들고, 지방의 흡수를 돕는 담즙산을 만들기도 한다. 또 부신피질 호르몬을 만드는데 도움이 되기도 한다. 다만 이런 기능을 하기 위해서 극히 소량의 콜레스테롤로도 충분하다.

콜레스테롤이 문제가 되는 것은 겉을 감싸고 있는 리포단백 때문이다.

콜레스테롤 그 자체로는 혈액에 잘 섞여지지 않기 때문에 리포단백(ripoprotein)이라는 단백질의 막을 씌워 흐르기 쉬운 모양으로 변형된다. 콜레스테롤은 리포단백의 차이에 따라 고밀도 리포단백(HDL)과 저밀도 리포단백(LDL)의 둘로 나누어진다.

저밀도 리포단백은 입자가 큰 콜레스테롤 덩어리로써 혈관벽에 붙어버리기 쉬운 반면 고밀도 리포단백은 작은 입자로 되어 있어 혈액 속을 떠다니며 혈관에 붙은 콜레스테롤 덩어리를 떼어낸다. 따라서 저밀도 리포단백은 몸에 해로운 콜레스테롤이고 고밀도 리포단백은 몸에 유익한 콜레스테롤이다.

콜레스테롤이 문제가 되는 경우 혈액 중에 LDL이 현격히 늘어 있는 상태이다. 중성지방이 문제가 되는 이유도 LDL과 관련이 있다. 중성지방은 물에 녹지 않는 지방으로 우리 몸에 꼭 필요한 에너지원이지만 수치가 높아지면 몸에 해로운 LDL을 만들어낸다.

보통 혈액중의 총 콜레스테롤이 150~180mg/dl, LDL이 80~120mg/dl을 정상 범위로 본다. 총 콜레스테롤이 220mg/dl, LDL이 150mg/dl을 초과하면 고지혈증으로 간주한다.

니시건강법에 의한 치료

1950년 한국전쟁에서 미국은 돌연사한 20대 미군병사를 부검하다가 관상동맥이 좁아진 것을 발견했다.

일본과 한국의 젊은이들에게는 이런 증상이 없었다. 미국정부는 동맥경화가 식생활의 문제에서 비롯되는 것을 깨닫고 건강식의 중요성을 미국인들에게 알려나갔다.

콜레스테롤이 과잉되는 것은 결국 동물성 지방을 많이 섭취해서이다. 과도한 탄수화물, 지방, 단백질에 비해 비타민, 무기질, 효소가 부족해서이기도 하다.

생채소는 비타민을 비롯, 칼슘, 나트륨 등 미네랄 뿐 아니라 식이섬유를 듬뿍 함유하고 있다.

식이섬유는 식품 중 지질의 흡수를 억제하는 성질이 있어 고지혈증의 예방에 좋다.

식이섬유가 많은 음식은 채소류 외에도 콩류, 해조류, 버섯류, 비지 등이 있다. 현미와 제철 과일, 견과류 등도 고지혈증에 좋다. 생수, 또는 감잎차를 하루에 2잔 정도 마시면 혈액중의 콜레스테롤을 없앨 수 있다.

니시건강법을 따르는 의사의 지도를 받아 1%의 수산화마그네슘 수를 하루에 2L 마시면 숙변을 제거해서 혈압을 내리는데 도움이 된다. 모관운동을 해서 하지의 혈액순환이 잘 되게 하고 냉온욕과 나체 요법을 꾸준히 해준다.

뇌일혈

몸의 한쪽이 마비되어 움직이지 않고, 의식이 점점 희미해진다. 손발에 힘이 없고 말이 어눌해지고 입이 돌아간다. 우리가 알고 있는 뇌일혈의 증상들이다. 심하면 사망에 이르거나, 운 좋게 살아나도 몸을 제대로 가누지 못하거나 언어기능에 마비가 오기도 한다.

뇌동맥이 단단하게 굳어져서 뇌 안에서 출혈이 일어나는 현상을 뇌일혈이라고 한다. 대부분 고혈압이 원인이 되어 뇌혈관의 약한 부분이 터져서 발생한다. 뇌조직에 산소와 영양을 공급해주는 혈관이 고혈압에 노출되면 혈관에 변화가 생긴다.

이 때 스트레스, 과도한 흥분, 과로 등으로 인해 혈압이 올라가면 견디지 못하고 혈관이 터져버린다. 당뇨가 있거나 고지혈증이 있는 사람들이 더 잘 걸린다.

니시건강법에서는 뇌와 장이 서로 영향을 주고받는다는 독창적인 견해를 가지고 있다. 특히 뇌출혈의 경우 숙변이 큰 원인이라고 본다. 뇌와 장의 관계를 인식하고 니시건강법의 원칙을 열심히 따른다면 뇌일혈을 치유할 수 있을뿐더러 후유증 역시 없앨 수 있다.

다음은 뇌일혈의 전조이다.

① 얼굴이 붉어지고 반들반들 부어오른다.
② 머리가 무겁게 느껴지고 균형을 잡지 못한다.
③ 혀가 굳는다.
④ 혈관이 부풀어 오르고 오른쪽 어깨가 결린다.
⑤ 목이 굵어지고 오른쪽 복의 윗부분이 맥박이 뛰듯 경련한다.

⑥ 동공이 확대되어 안쪽으로 기운다. (교감신경 긴장증)

⑦ 섰을 때와 누웠을 때 맥박수가 같다.(건강한 사람은 일어서면 맥박수가 20% 정도 많아진다.)

이런 전조가 있을 때 고혈압의 경우와 마찬가지로 빨리 니시건강법을 행하면 발작을 피할 수 있다.

발작이 일어나면 당황하지 말아야 한다. 환자를 적어도 네 시간 이상 움직이지 못하게 하고 쓰러진 장소에 눕혀 둔다.

조심스럽게 옷을 벗기고, 얇고 깨끗한 잠옷을 입히거나 이불을 덮어준다. 입고 있던 옷을 통해 독소가 피부로 침투하는 것을 막기 위해서이다.

실내를 환기하고 어두컴컴하게 해둔다. 복부에 된장찜질을 하고 미지근한 온수로 관장을 해서 배변하게 한다.

또 덮은 이불을 벗겼다, 덮었다 하면서 피부호흡이 잘 되게 하면 나체요법의 효과를 볼 수 있다. 발이 차가우면 발바닥에 겨자찜질을 한다. 이렇게 한 뒤 정신이 들면 조용한 병상으로 옮긴다.

발작 직후 갑자기 환자의 몸을 흔들거나 다른 방으로 옮기지 않도록 주의한다. 환자가 목을 흔드는 경우가 있는데 못하게 하지 말고 그냥 내버려 둔다.

환자가 의식이 없을 경우라도 주위에서 울거나 비관하는 말을 하지 않는다. 환자에게는 주변의 반응이 강한 암시효과를 낳기 때문이다.

반드시 회복한다는 믿음을 가지고 환자를 대하도록 하자. 보호자의 믿음직한 태도가 환자에게 큰 힘을 준다.

  발작 직후 그 증상에 따라 열흘에서 2~3주간 단식요법을 하거나, 2개월 이상 완전생식요법을 한다.

사례

Y씨 (남, 63세)

Y씨는 건강진단에서 고혈압 판정을 받았다. 최고혈압이 155mm/hg, 최저 혈압이 95mm/hg였다. 어깨가 뻐근한 증상과 두통에 시달렸지만 일을 쉴 수는 없었다. 과로를 한 날이면 두통이 더 심해졌다. Y씨의 아버지 역시 고혈압으로 인한 뇌일혈로 몇 년이나 고생하다가 돌아가신 일이 있었다. 아버지의 체질을 물려받은 Y씨는 합병증에 대해 걱정이 들었다.

Y씨는 과수원 일을 하는 사람들의 모임에서 니시건강법에 대해 전해 들었다. 감잎차를 직접 만들어 마셔보았더니 효과가 있었다. 뻐근하던 어깨와 두통이 좋아지고 몸이 가뿐해졌다. Y씨는 좀더 철저히 니시건강법을 지켜 건강을 회복하기로 했다.

Y씨는 원래 술을 좋아해서 하루 일과를 마치면 막걸리를 많이 마시는 습관이 있었는데 다음날 숙취에 시달리며 일을 하곤 했다. Y씨는 술을 끊고 아침식사도 거르기 시작했다. 처음에는 아침식사를 거르기가 힘이 들었다. 현기증에 시달리고 손발에 힘이 없었다. Y씨의 부인 역시 당신처럼 몸을 써서 일을 하는 사람이 아침을 거르면 어떻게 하냐고 걱정을 했다.

그러나 일주일쯤 지나자 오히려 속이 편해지고 기운이 솟았다. Y씨는 육체노동을 하기 때문에 따로 운동을 할 필요가 없다고 생각해왔다. 그러나 아침저녁으로 모관운동과 배복운동, 금붕어 운동을 꾸준히 해주자 피곤하던 팔다리에 힘이 생겼다.

| 05 | 심장병

생채식과 모관운동으로 모세혈관 강화

 냉온욕과 나체요법 역시 잊지 않고 해주었다. 그후 건강검진에서는 최고혈압이 137mm/hg, 최저혈압이 88mm/hg로 나왔다.
 걱정하던 고혈압에서 해방되었을 뿐 아니라 건강한 생활 역시 덤으로 얻었다.

기원전 4세기경에 히포크라테스는 "심장은 질병이 걸리지 않는다."라고 이야기했다. 한국인의 사망 원인 중 뇌졸중과 비슷할 정도의 높은 수치를 기록하는 질병이 바로 심장병이다. 그런데 왜 히포크라테스는 심장은 병에 걸리지 않는다고 이야기한 걸까. 고대인들은 현대인과 달리 건강한 글로오뮈를 가지고 있었기 때문이다.

고대사회에는 흰 설탕이나 과자, 인스턴트 음식 따위는 없었다. 모든 사람이 글로오뮈를 완전히 갖추고 있었을 테니 혈액순환이 잘 이루어져 있었을 것이다. 따라서 고대인들은 심장병에 걸리지 않거나 걸리더라도 쉽게 나았을 것이다.

현대의학에서는 심장을 혈액순환의 원동력이라고 여긴다. 그러나 앞서 말했듯 니시건강법에서는 혈액순환의 진정한 원동력은 모세혈관망과 글로오뮈에 있다고 여긴다. 심장은 혈액순환에서 조절상의 탱크와 같은 부수적인 역할을 한다. 심장안의 혈액이 모세혈관에 의해 원활하게 흡수되지 않으면 심장병에 걸리게 된다.

협심증

심장에 혈액을 공급하는 혈관인 관상동맥이 동맥경화증으로 좁아져 생기는 질병이다. 심근경색은 관상동맥이 완전히 막혀서 발생하는데 반해 협심증은 어느 정도 혈액이 흐르는 상태이다. 협심증이 모두 심근경색으로 이행하는 것은 아니지만 그 전단계라고 말할 수 있다.

협심증에 걸리면 대부분의 환자들이 가슴의 통증을 호소한다. "가슴을 쥐어짜듯 아파요.", "심장에 고춧가루를 뿌려놓은 것 같아요."

 협심증 환자들이 흔히 하는 말이다. 그 외에도 턱과 목구멍, 흉골 안쪽에 압박감을 느끼기도 한다. 왼쪽 어깨로부터 팔에 걸쳐 통증이나 나른함이 있거나, 명치 부분과 등 전체, 어금니에 통증을 느끼는 사람도 있다.

 협심증은 일어나는 상태에 따라 두 가지 타입으로 나눌 수 있다.

노작성(勞作性) 협심증

 육체적으로 힘든 일을 하거나 운동을 한 뒤 심근의 산소요구량이 많아진 상태에서 발생한다. 이런 상태에서는 심장이 활발하게 움직이기 때문에 심근은 많은 혈액을 필요로 한다. 그러나 좁아진 관상동맥이 충분한 혈액을 공급하지 못하기 때문에 혈액부족 상태에 빠져 발작이 일어난다.

안정시 협심증

 자고 있을 때, 특히 새벽에 많이 일어난다. 관상동맥이 경련을 일으켜 그 때문에 혈행이 나빠지고 혈액의 공급량이 일시적으로 내려가서 일어난다.

 어느 것이건 발작이 일어나면 우선 무리하지 말고 조금이라도 편한 자세를 취한다. 걷거나 계단을 올라가고 있었다면 걸음을 멈추고 쉰다. 취침 중에 발작을 일으켰을 때에는 누워 있는 것보다 일어나는 편이 좋다.

협심증의 아픔은 사람마다 느끼는 강도가 다르다. 심장을 쥐어짜는 듯이 아픈 사람도 있고, 아픔을 그다지 느끼지 않는 사람도 많다. 어느 쪽이건 심장은 일시적으로 허혈상태를 일으킨 것이다. 발작은 길어도 15분 정도 지속되므로 당황하지 말고 필요한 조치를 취한다.

심근경색

심근경색은 협심증과 달리 관상동맥이 완전히 막혀서 심장근육이 죽어가는 질환이다. 병원에 도착하여 적절한 치료를 받아도 환자의 5~10%는 목숨을 잃게 되는 무서운 병이다. 심장에 혈액을 공급하는 관상동맥을 혈전이 막으면 심장으로 혈액이 공급되지 않아 발생한다. 심근경색의 발작에는 다음과 같은 특징이 있다.

①발작의 지속시간이 30분에서 몇 시간 정도로 협심증보다 길다.
②호흡곤란, 식은땀, 구토 등 동반되는 증상이 있고, 협심증보다 통증이 심하다.
③협심증의 경우 혈관확장제(니트로글리세린:nitroglycerine)를 복용하면 2~30초 사이에 효과가 나타나지만, 심근경색에서는 듣지 않는다.

그러나 이와 같은 구별법은 실제로 발작이 일어나면 판단하기 어렵다. 또 많은 환자들이 평소에 아무 증상이 없다가 발작하기도 한다. 처음의 발작에서 지속 시간이 15분을 넘으면 심근경색의 우려

가 있다. 협심증 환자의 경우 다음과 같은 변화가 있을 경우 주의가
필요하다.

① 15분 이상 지나도 발작이 진정되지 않는다.

② 평소 움직이던 중에 발작이 일어났는데, 자고 있을 때 일어난
다.

③ 발작의 횟수가 극단적으로 증가했다.

④ 혈관확장제가 듣지 않는다.

현대의학의 치료법으로는 풍선이나 스텐트라는 금속그물망을 이
용해 혈관을 확장하는 "관상동맥확장성형술"과 신체 다른 부위의
건강한 혈관을 떼어 막힌 관상동맥 옆으로 새로운 길을 열어주는
바이패스(bypass:우회로)수술법이 있다.
　또 혈관확장제나 교감신경의 자극을 방해하고 맥박과 수축력을
줄이는 베타차단제 등의 약물요법 등이 있다.
　미국의 의학박사 레네 파발로로(Rene Favaoro)에 의해 1967년
에 개발된 바이패스 수술은 여러 가지 문제점을 가지고 있다.
　금연, 운동, 식사 요법처럼 힘든 치료법 대신 수술을 택하는 미국
의 심장병 환자들이 급격히 늘어나고 있다. 과거 10년 동안 수술횟
수는 2배가 늘어나 연간 30만 건의 바이패스 수술이 시행된다. 그
러나 이 중 20%정도는 수술의 필요성이 없었던 것으로 드러났다.
　또한 열 명 중 한 명은 수술 직후에 목숨을 잃을 정도로 위험도가
높은 수술이며 5%의 환자들은 재수술을 받고 있다. 역시 평소에 예

방하는 것이 가장 좋은데 협심증과 심근경색에 가장 위험한 여섯 가지 요인은 다음과 같다.

① 고혈압
② 고지혈증
③ 흡연
④ 비만
⑤ 당뇨병
⑥ 스트레스, 과로

이 중에서 3개 이상이 해당되면 심장병에 걸릴 가능성이 높다. 특히 흡연은 허혈성 심장병에 해롭다. 니코틴에는 혈관수축작용이 있어 관상동맥이 좁아질 가능성이 높다.

또 혈관벽에 작용하여 유해콜레스테롤인 LDL이 들어가기 쉽게 하고 유익 콜레스테롤인 HDL을 줄인다. 또 혈액이 응고되기 쉬운 환경을 만들고 담배연기 속의 일산화탄소가 혈액 중의 산소를 줄인다. 심장병에 걸리기 쉬운 사람이라면 담배만은 꼭 끊도록 하자.

니시건강법에 의한 예방과 치료

현대의학에서는 심장병에 대한 근본적인 치료법이 없다. 오히려 강심제를 써서 증상을 더욱 악화하고 만성화시킬 뿐이다. 의학기술

발목의 심장운전

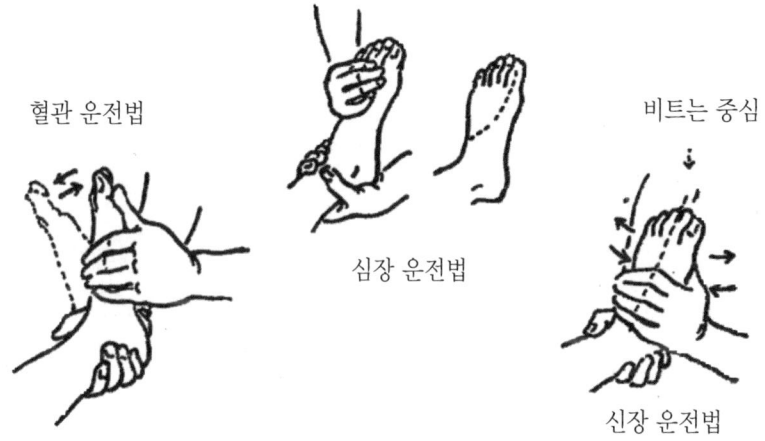

이 늘어난 오늘날 오히려 심장병환자가 나날이 늘어나고 있다. 니시건강법에서는 무엇보다도 "혈액순환의 원동력이 심장이 아니라 모세혈관에 있다."라는 관점에서 심장병을 바라본다.

모세혈관망과 글로오뮈의 기능을 좋게 하면 심장의 기능 역시 좋아진다. 혈액순환에서 주된 역할을 하는 모세혈관망이 튼튼해지면 보조적 기능을 하는 심장 역시 제 역할을 하게 되는 것이다.

우선 생수와 감잎차를 마시고, 생채식을 함으로써 점성이 높은 혈액을 깨끗하게 하는 일이 필요하다. 모관운동을 꾸준히 하면 혈액순환이 잘 되고, 모세혈관망의 기능이 좋아진다. 나체요법과 냉온욕을 함으로써 모세혈관망을 튼튼하게 하는 일 역시 중요하다.

협심증에 좋은 발목운동인 심장운전법을 소개한다. 반드시 모관운동을 하고 난 뒤에 시행한다. 환자를 눕히고 다리를 바닥에서 30

도 정도 위로 올린 뒤, 다시 30도 정도 바깥쪽으로 벌린다. 이 자세로 그림과 같이 발끝의 바깥쪽 부위를 비스듬히 쥐고 발등 쪽으로 구부리듯 꺾는다. 좌우의 발을 번갈아 가며 몇 차례 반복하면 발작이 멎는다.

또 흉추 10번을 누르며 경추 7번을 가볍게 두드리는 것 역시 효과가 있다. 2~5분간 반복한다.

평소에 생수와 생채소를 많이 먹고, 흰설탕, 동물성 단백질, 지방질을 많이 먹지 않도록 조심하자. 알코올 역시 과다하게 먹지 않는다. 평상에서 자고 모관운동, 나체요법, 냉온욕을 꾸준히 하면 발작은 점차 줄어들 것이다.

사례

D씨 (남, 53세)

    요식업에 종사하는 D씨는 당뇨병으로 전문의의 치료를 받아왔다. D씨는 불규칙한 생활과 폭음, 폭식으로 인해 발병했다고 생각했다. 당뇨병 치료 중에 심장부가 조이는 것처럼 아파왔다. 통증이 10여 분간 지속되었기 때문에 D씨는 심한 공포를 느꼈다.
    진찰결과 협심증이라는 판정을 받았다. 아직 많지 않은 나이에 여러 가지 병에 걸리자 D씨는 겁에 질렸다. 당뇨병, 협심증, 혈압강하제, 위장약 등 네 종류의 약을 매일 먹어야 했다. 그러나 협심증과 당뇨병은 조금도 좋아지지 않고 약의 부작용 때문인지 몸은 더욱 쇠약해져갔다.
    D씨는 키 175cm에 체중 95kg의 비만형으로 계단을 오르내리는 일조차 힘겨웠다. 한 차례의 격심한 심장 발작을 경험한 뒤 D씨는 친지의 소개로 니시건강법을 알게 되었다.
    일단 아침을 거르고 하루에 두 번 식사를 하기 시작했고, 하루에 생수와 감잎차를 1L씩 마셨다.
    처음에 아침을 거를 때에는 점심을 많이 먹는 경향이 있었지만 곧 식사량은 정상으로 돌아왔다. 6대법칙을 꾸준히 실시하고 특히 나체요법에 중점을 두어 하루에 4번 반복했다. 그렇게 두 달을 반복하자 몸의 상태가 많이 좋아졌다. 일단 체중이 많이 줄어 85kg이 되었다.
    층계나 비탈길을 오를 때에도 숨이 차는 일이 사라졌다. 협심증의 발작 역시 줄어들었다. D씨는 조금 더 욕심을 내서 생채소즙을 이용해 5일 동안 단식요법을 했다.

아무 고통 없이 5일간 단식요법을 하자 체중은 더 줄어들고 몸이 가뿐해졌다. 현재는 협심증 증상은 완전히 사라졌고, 당뇨병도 잘 관리하고 있다.

06 위염과 위궤양

위염은 현미보리밥, 위궤양은 양배추

 식후에 뱃속이 그득하고, 속이 더부룩하다. 식욕이 없고 구역질을 한다. 물을 마신 뒤나 식후에는 오랫동안 위가 출렁거려 불쾌하다. 모두 위염의 증상들이다.
 스트레스가 많은 현대인들은 누구나 한번 정도 겪어본 일들이다. 그러나 가볍게 생각하고 치료하지 않으면 위암의 원인이 되기도 한다.

위염의 치료법

무엇보다 아침을 먹지 않는 것이 중요하다. 앞서 이야기했듯이 오전은 우리 몸의 장기가 배설을 하는 시간이다. 이 시간에 굳이 영양을 섭취하여 위장에 부담을 줄 필요가 없다. 아침 대신 생수를 두 컵 정도 마신다.

30분마다 30g씩 생수를 계속 마신다. 생채소 역시 꾸준히 먹도록 한다.

만성 위염으로 마른 사람이 살이 찌는 방법을 소개하겠다. 약간 된밥을 꼭꼭 씹어 먹는 것이다. 살이 찌려면 곡물의 탄수화물을 섭취하는 것이 제일이다. 동물의 세계를 보면 알 수 있다. 호랑이나 사자, 늑대 등 육식동물은 늘씬한 몸매를 가지고 있는 반면 소나 코끼리 등 초식동물은 살이 쪘다.

반대로 살이 찐 사람은 닭이나 오리 등 날짐승의 고기가 좋다. 조류는 살이 찌면 무거워서 날 수 없기 때문에 날짐승의 단백질은 살이 찌지 않게끔 되어 있다.

이처럼 식품의 모양을 살펴보면 살이 찌는 음식을 가려낼 수 있다. 고구마나 양파처럼 가로로 퍼진 채소는 살이 찌게하고 파처럼 긴 채소는 키를 자라게 한다.

위염에 걸렸을 때는 현미밥과 보리쌀로 지은 밥이 좋고 채소, 고기와 생선류, 해초류를 각각 같은 비율로 곁들여 먹는다. 이 때 반드시 생채소를 먹도록 한다. 흰설탕과 인공감미료를 절대 쓰지 말고 소금은 끼니마다 섭취한다. 다만 1개월에 1~2일 간은 염분 섭취를 일체 하지 않는다.

위궤양

뱃속이 타는 듯한 느낌으로 잠을 이루지 못한다. 흔히 명치끝이 아프다고들 한다. 위궤양은 암과 달리 초기부터 증상이 나타나므로 비교적 발견하기 쉽다. 니시건강법에서는 양배추 요법과 변비를 다스리는 것으로 위궤양을 치료한다.

니시건강법에서는 위궤양의 원인이 변비와 관련이 있다고 본다. 변비에 의한 숙변의 정체와도 상관이 있다. 변비가 위궤양의 원인이 되는 이유는 무엇일까. 우선 변비에 걸리는 이유부터 살펴보기로 하자.

니시건강법은 땀을 흘린 뒤의 대책이 적절하지 않기 때문에 변비에 걸린다고 설명한다. 땀 흘리는 것과 변비가 상관관계가 있다는 사실은 현대의학으로는 설명하기 어렵다. 인간의 몸을 총체적으로 바라보지 않기 때문이다.

땀을 흘린 후에 수분, 염분, 비타민 C를 적절히 보급하지 않으면 변은 수분부족 때문에 건조해져서 변비가 된다. 바깥으로 배설되어야 할 변이 장 안에 남아 있으면 자연히 위의 유문이 굳게 닫힌다.

그러면 위속의 음식물이 장으로 갈 수 없기 때문에 유문협착(幽門狹窄)이 일어난다. 위로부터 십이지장으로의 출구인 유문부가 좁아져 위에 있는 음식물이 통과하지 못하는 것이다.

변비를 일으키는 다음 원인은 자세가 바르지 못하기 때문이다. 보통 자세가 불량한 이유는 발에 문제가 있기 때문이다. 발과 위궤양의 관계를 말하는 것은 우리 인체를 총체적으로 보는 전인의학(全人醫學)인 니시건강법의 관점으로만 설명할 수 있다.

발에 문제가 생기면 자세가 불량해지기 때문에 흉추 5,6,7번의 부탈구를 가져온다. 이 때문에 위의 혈행에 장애가 생기고 소화액의 분비가 불충분해진다. 특히 흉추 5번이 부탈구되면 유문(幽門)의 활동이 불완전하게 된다. 이것이 이른바 유문협착이다.

유문협착이 되면 위 속에는 절반 정도만 소화된 음식물과 수분이 남아 있게 된다. 따라서 위 속에서 소화 안 된 음식물이 출렁거리는 소리가 나고, 팽만감을 느끼며 명치 언저리가 쓰리고 아프다. 또 위 내용물의 중량 때문에 위하수가 된다. 이것은 또 위 아토니증(위무력증)의 원인이 되기도 한다.

위 속의 내용물이 장기간 정체되어 발효돼 소화가 덜 된 섬유질이 떠다닌다. 이 섬유질이 위 내벽의 점막에 상처를 입힌다. 또 섬유질은 알칼리성이기 때문에 위 내벽에 화학적인 자극을 주기도 한다. 이를 보호하기 위해 위산의 분비가 과다해진다.

따라서 위의 내벽은 위액의 산도가 높아져 알칼리성의 위 내용물로부터 보호되지만, 한편으로는 이미 상처 입은 위벽을 자극하여 가슴이 쓰리고 아픈 증상이 생긴다. 이것이 위산과다증이다.

이 가슴 쓰린 증상은 흰설탕, 과자류, 고구마 튀김 등 알칼리도가 높은 음식이나 소화가 잘 안 되는 음식을 먹은 뒤에 나타난다. 산성식품 즉 생선 육류 등을 섭취한 뒤에는 잘 일어나지 않는다.

가슴이 쓰릴 때 사람들은 습관적으로 제산제를 먹는다. 알칼리 성분의 제산제를 먹으면 일시적으로 가슴쓰린 증상을 완화할 수 있기 때문이다. 그러나 제산제는 위의 산도를 낮추고 알칼리도를 높이는 결과를 낳는다. 결국 위 내벽의 외상은 점점 확대되어 간다.

또 위산과다증의 근본 원인이 제거되지 않기 때문에 계속되는 자극으로 위 내벽은 점점 손상된다. 악순환의 반복인 셈이다. 이렇게 증상이 발전하면 위 내벽의 외상과 염증은 궤양이 되어 식후 일정 시간에 통증을 느끼는데 이것이 위궤양이다. 바로 이 메커니즘이 변비가 위궤양을 불러일으키는 과정이다.

이 과정이 십이지장에 발생하면 십이지장궤양이 되는데 비교적 젊은 연령에게 많이 발생한다. 십이지장궤양은 위궤양보다 속쓰림 증상이 더 뚜렷하다.

위궤양은 글로오뮈와 깊은 관계가 있다. 앞서 설명한 것처럼 위궤양은 위의 내벽에 반쯤 소화된 알칼리성 채소의 섬유류에 의해 생긴 외상이 점점 확대된 것이다.

위 내벽을 보호하는 기능을 하는 글로오뮈는 흰설탕에 의해 연화되고 소실된다. 설탕이 든 음식을 먹으면 위 내벽의 글로오뮈가 연화되고 소실되어 쉽게 출혈을 일으킨다. 위궤양에 걸린 사람을 보면 평소에 흰설탕이 든 커피, 초컬릿, 과자 등을 즐긴다.

갖가지 스트레스 역시 인체의 자율신경계에 영향을 주어 위궤양의 원인이 된다. 스트레스가 교감신경을 비정상적으로 활성화시켜 위산분비를 촉진하기 때문이다.

사람들과 다투거나 일 때문에 압박을 받으면 습관적으로 가슴이 아픈 사람들이 있다. 과도한 스트레스에 대응하는 방법을 찾지 않으면 위궤양은 낫지 않는다.

위궤양에는 양배추요법

아무리 심한 위궤양이라도 양배추요법은 효과가 있다. 양배추를 가로로 반으로 자른 뒤, 위쪽 반(여기에 비타민 U가 들어있다.)에서 잎을 한 장씩 벗겨 죽같이 으깨어 먹는다. 하루 세 번 복용하도록 한다. 남은 양배추는 자른 부위를 종이로 덮어 마르지 않게 보관하는데 위쪽 반만을 먹도록 한다.

체중이 55kg이상인 사람은 1회에 40g, 55kg 이하인 사람은 1회에 30g을 섭취한다. 아침에는 9시 반에서 10시, 오후에는 2시 반에서 3시 반, 밤에는 9시가 좋다. 30일간 계속 복용하면 초기의 위궤양은 보통 낫는다.

아침식사를 먹지 않는 일이 중요하며, 1%의 수산화마그네슘수나 생수를 하루에 2L씩 먹는다. 니시건강법의 6대법칙을 꾸준히 실행한다.

식사는 고기, 생선 등 산성음식이 좋고, 생채소 외의 삶은 채소, 우유, 차 등 알칼리성 식품은 먹지 않는다. 흰설탕이 많이 든 과자, 믹스 커피, 홍차, 코코아 등은 글로오뮈를 약하게 하므로 피한다.

사례

L씨 (남, 34세)

보험회사에서 일하는 영업사원 L씨(34세)는 몇 년 전부터 심한 속쓰림에 시달렸다. 직업상 잦은 술자리를 가졌고, 일주일에 두 번 이상 폭음을 했다. 식사 역시 불규칙했고, 술자리에서는 꼭 담배를 피웠고 설탕을 넣은 커피도 하루에 세 잔 이상 마셨다.

타는 듯한 속쓰림과 소화불량 때문에 업무에도 지장이 있을 지경이 되었다. 위내시경 검사를 받은 결과 위궤양 판정을 받았다. 위의 점막층이 동그랗게 패어있는 사진을 보고 L씨는 크게 놀랐다.

병원에서 처방받은 제산제를 먹었더니 통증은 줄어들었다. 금연을 시도했지만 잦은 술자리 때문에 실패했고, 여전히 술을 많이 마시는 생활이 반복되었다. 어느 날 밤 심한 가슴앓이 때문에 깨어난 L씨는 생활을 바꾸겠다고 마음먹었다. 비록 가능성이 적기는 하지만 위궤양 역시 위암으로 발전할 가능성이 있다는 의사의 말을 떠올렸다.

L씨는 쓰레기통에 담배갑을 버리고 시장으로 가서 양배추 한통을 사왔다. 양배추를 죽처럼 으깨어 하루에 세 번 씩 한 달간 먹었다. 속이 쓰린 증상이 사라졌고, 명치 끝에 무언가 달라붙어 있는 듯한 느낌도 없어졌다. 여전히 술자리는 많이 있지만 L씨는 술을 마실 때마다 생수를 마시는 것을 잊지 않는다.

07 결석증

생수, 생채소

 출산과 버금갈 정도로 고통스러운 병, 결석증은 걸려본 사람이 아니면 그 아픔을 모른다고들 한다.
 신장 안에 있는 결석은 물을 많이 마시면 빠져나간다. 그러나 빠져나가기 힘들 정도로 큰 결석은 병원에서 외과적 수술이나 쇄석술로 제거하기도 한다.

니시건강법이 보는 결석증의 정체

신장결석이나 방광결석, 담낭결석은 모두 체내에 생긴 수산에 그 원인이 있다. 평소 생수를 잘 마시지 않는 사람, 변비가 자주 생기는 사람, 특히 삶은 채소를 많이 먹는 사람에게 발생한다.

채소는 수산을 많이 함유하고 있다. 그런데 채소를 삶으면 수산은 죽은 수산(무기수산)으로 변한다. 무기수산은 몸 안의 칼슘과 결합하여 수산석회가 되는데 이것이 몸 안에서 결석이 된다.

생채소를 조리하지 않고 그대로 섭취하면 유기수산(살아 있는 수산)형태로 남아 있기 때문에 칼슘과 결합하는 일이 없다. 따라서 결석이 되지 않고 오히려 세포조직에 활력을 준다. 수산은 그 형태에 따라 전혀 다른 두 가지 작용을 하는 것이다.

유기수산은 세포의 조직을 젊게 하고 활력을 주며 체내에서 비타민 C로 변화하는 기특한 존재다.

그에 비해 무기수산은 결석증의 원인이 되는 역할 외에도 분해되었을 때 탄산가스와 물, 일산화탄소를 발생시킨다. 이 중 일산화탄소는 암의 원인이 된다.

따라서 수산이 많은 식품을 조리해서 많이 먹지 않도록 한다. 삶은 채소는 너무 많이 먹지 않도록 주의해야 한다. 초콜릿, 코코아 홍차 등도 수산이 많은 식품이다. 생선 역시 구우면 수산이 불어나니 주의한다. 생수를 마시지 않아도 몸속에 수산이 증가하므로 결석이 생길 위험성이 높아진다.

피부호흡을 활성화해 결석을 녹이자

앞서 말했듯이 수산은 체내의 칼슘과 결합하여 수산석회가 된다. 그러나 그러기 전에 산소가 충분히 공급되면 수산은 탄산가스와 물로 변한다.

$C_2H_{12}O_6 \rightarrow CH_3COOH \rightarrow H \cdot COOH \rightarrow CO_2 + H_2O$
포도당　　　초산　　　　의산　　탄산가스　물

단 여기에 산소가 가해졌을 때만 위의 식과 같이 탄산가스와 물이 된다.

$H \cdot COOH + O \rightarrow CO_2 + H_2O$
산소가 부족하면　$H \cdot COOH + \frac{1}{2}O$

$= H \cdot COOH + O \rightarrow COOH + H_2O \rightarrow CO_2 + 2H_2O + CO$
　$H \cdot COOH$　　　　COOH　　　　　　　일산화탄소
　　　　　　　　　　수산　　　　　　　　　　↓
　　　　　　　　　　↓　　　　　　　　암의 원인이 된다
　　　　　결석의 원인이 된다

그러니 무기수산을 함유한 음식을 섭취했을 때는 피부호흡을 통해 산소를 체내에 더 많이 들여올 필요가 있다.

나체요법을 하면 피부를 통해 많은 산소를 들여올 수 있다. 냉온욕과 모관운동 역시 효과적이다.

담낭결석(담석)의 발작을 멎게 하는 방법

담낭결석의 증상은 다음과 같다. 갑자기 통증이 오기도 하지만 통증이 오기 전에 우측 간장부에 묵직한 느낌이 들거나 위 부위가 팽창되는 듯한 전조증상이 있는 경우도 많다. 간헐적으로 격렬한 복통이 일어나며 오른쪽 어깨나 등 부위가 여기저기 아프다. 통증은 5분이나 10분 정도 지속되지만 몇 시간, 혹은 며칠 동안 계속되기도 한다. 대개 정기적으로 발작이 일어나서 환자들을 괴롭힌다.

담석의 발작을 멎게 하려면 다음과 같이 한다.

① 흉추 9번을 1~2분간 두드린다. 그러면 윤담관(輪膽管)이 열리고 돌이 통과되어 통증이 사라진다.
② 돌이 나오면 담낭에 공기가 들어가는 것을 막기 위해 흉추 4,5,6번을 30초간 두드린다.
③ 그러고는 다시 흉추 9번을 1분간 두드린다.

이렇게 하면 보통 발작이 멎는다. 평소 생수와 생채소를 많이 먹고 변비가 되지 않도록 조심한다. 평상, 나무베게를 사용해 흉추 9번의 부탈구를 고치면 담낭결석을 치료할 수 있다. 금붕어운동, 모관운동, 합장합척법을 열심히 해서 담석증을 예방하도록 하자.

피부호흡과 수분섭취

신장결석의 원인은 체내의 산소와 수분이 부족한 것에서 온다. 피부호흡이 잘 안되어 산소가 부족해지므로 무기수산이 칼슘과 결합해 결석이 생기는 것이다. 피부호흡을 활발하게 하고, 수분을 많이 섭취하면 무기 수산을 밖으로 배출할 수 있다.

결석증에 걸린 사람은 매일 생수를 2L씩 마시고 조리한 채소 대신 생채소를 섭취해야 한다.

나체요법을 하루에 4번씩 해주면 몸에 있는 결석은 대개 녹아서 배출된다.

평소에도 피부호흡을 위해 옷을 얇게 입는 버릇을 들이고 땀을 흘렸을 때 생채소와 비타민 C를 보급하는 것을 잊지 않는다.

08 류머티즘

생수와 생채소, 모관운동, 냉온욕

고대 그리스의 사람들도 류머티즘으로 고통 받았다고 한다. 이처럼 류머티즘은 오랜 세월 인류를 괴롭힌 병이다. 류머티즘의 어원은 '흐르다'라는 뜻의 그리스어에서 나왔다. 관절에 나쁜 액체가 흘러들어가 생긴 병이라고 여겼기 때문이다.

류머티즘으로 죽는 일은 드물다. 그러나 몸의 운동기능을 서서히 빼앗아 심한 경우에는 침대에서 꼼짝도 못하고 누워있게 만드니 어찌 생각하면 죽음보다 무서운 상태다.

현대의학도 아직 그 원인을 밝히지 못했으며, 확실한 예방법도 치료법도 없는 것이 현실이다. 관절에 통증과 굳어지는 증상이 생기고 움직이면 통증이 심해진다. 관절이 붓고 손을 대면 열감이 느껴지기도 한다.

관절류미티즘에서는 이런 관절염의 증상이 다발적으로, 게다가 좌우대칭으로 생기는 것이 특징이다. 초기에는 팔다리의 일부관절에만 증상이 있다. 그러나 병세가 진행되면 손목, 발목, 팔꿈치, 무릎, 어깨, 가랑이 등 어떤 관절 부위에도 관절염 증세가 나타난다. 손마디가 붓고 통증이 있어 손을 사용할 수 없는 경우도 있다.

열이 나고 식욕이 없고 운동을 하고 나면 피로가 심해진다. 장시간 걷는 것이 힘들어지며 손의 힘이 없어진다.

류머티즘의 예방과 치료

니시건강법은 류머티즘의 원인을 혈액 중의 독소가 관절이나 근육 등 운동 기관에 정체되어 통증과 부종을 일으키기 때문이라고 여긴다. 혈액에 필요 없는 영양이 과다하게 쌓이면 우리 몸에 수산이 과잉 축적된다. 이렇게 축적된 수산이 칼슘과 반응하면 수산석회가 되는데 이것이 관절이나 근육에 쌓이면 류머티즘을 일으킨다.

혈액에 과다한 영양이 쌓이는 이유는 생수와 생채소를 많이 먹지 않고, 단백질과 지방을 많이 먹기 때문이다. 니시건강법은 류머티즘을 예방하고 치료하기 위해 다음의 방법을 제시한다.

① 아침식사를 먹지 않는다.

점심과 저녁을 먹는 것만으로도 충분한 영양을 섭취할 수 있다. 배설을 위한 시간인 오전에 식사를 하면 몸에 불필요한 영양분이 쌓인다. 육체노동을 하는 사람이나 자라는 어린이에게도 아침식사는 필요하지 않다.

② 생수와 생채소를 많이 먹는다.

생수를 하루 2L씩 마신다. 식사 때마다 반드시 생채소 5종류를 죽처럼 으깨어 먹는다. 잎으로 된 채소와 무, 당근 등 뿌리로 된 채소를 반씩 섞는다. 하루에 300~400g씩 섭취한다.

생수와 생채소는 다른 질병에도 효과가 있지만 류머티즘의 치료에 특히 효과적이다. 생채소를 섭취하면 류머티즘의 원인인 수산을 체내에서 녹여버리기 때문이다.

이 때 반드시 주의해야 할 점이 있다. 생채소를 먹기 힘들다고 대신 삶은 채소를 먹으면 오히려 류머티즘에 해롭다. 채소속의 수산이 죽은 수산, 즉 무기수산이 되어 체내에 수산석회를 만들기 때문이다.

③ 모관운동과 냉온욕

모관운동과 냉온욕은 만성 관절류머티즘에 큰 효과가 있다. 이 운동으로 손발의 혈액순환이 좋아지면 관절이나 근육에 머물러 있던 독소가 빠져나간다.

모관운동을 하면 경직되었던 근육과 관절이 점점 부드러워짐을 느낄 수 있다. 또 관절염 환자들은 흔히 더운물에만 목욕하기 쉬운데 반드시 냉온욕을 한다.

④ 설탕과 염분의 과잉섭취를 피한다.

되도록 육류를 먹지 않는다. 흰설탕의 폐해에 대해서는 이미 여러 번 이야기한 바 있다.

염분 역시 너무 많이 섭취하지 않도록 주의한다.

⑤ 통증에는 토란을 구워 바른다.

환부가 아플 때 쓰는 특효약을 소개하겠다. 토란을 숯불에 껍질이 벗겨질 정도로 굽는다. 껍질을 벗긴 토란을 강판에 간다.

갈아놓은 토란과 같은 무게의 우동 가루를 섞어 반죽을 하면 희고 끈적거리는 고약이 된다.

이것을 면으로 된 천에 두께 6mm정도로 바른 다음 환부에 붙인다. 환부의 열이 식고 통증이 가시는데 약이 마를 때까지는 효과가 있다. 류머티즘 외에 붓는 증상이 있는 신경통에도 효과가 있다.

사례

H씨 (여, 70세)

H씨는 류머티즘 증상으로 고생해왔다. 계단을 오르내릴 때마다 심하게 통증을 느끼고 무릎이 부어오르고 심할 때에는 하루 종일 통증을 느꼈다. 손가락 마디 역시 조금씩 부풀어 올랐다.

H씨는 평소에 채소를 날로 먹지 않고 삶아서 섭취하는 습관이 있었다. 생채소 그대로 섭취하는 것보다 건강에 좋기 때문이라고 믿었기 때문이다.

H씨는 건강신문사에서 출간된 책들을 통해 니시건강법에 대해 알게 되었다. 아침식사를 거르는 것에 대해서는 의심이 들었다. 지금까지 아침을 꼬박꼬박 챙겨먹는 버릇 때문이었다. 아침을 먹어야 건강하다는 상식에 반하는 내용이기도 했다.

그러나 아침식사를 거르기 시작하자 변비가 차츰 사라지고 몸이 가뿐해졌다. 지금까지 조리해서 섭취하던 채소를 날 것으로 먹기 시작했다. 생채소는 많이 먹기 힘들었기 때문에 즙을 내서 먹었다. 비릿한 냄새 때문에 먹기 괴로웠지만 일주일쯤 지나자 적응이 되었다.

모관운동과 냉온욕도 빠뜨리지 않았다. 굳어진 관절 때문에 모관운동을 하는 것조차 힘겨웠지만 남편의 도움을 받아 아침저녁으로 실행했다. 관절이 심하게 아플 때에는 토란을 구워 껍질을 벗긴 뒤 환부에 붙였다. 신기하게도 심한 통증이 가라앉고 환부가 시원해졌다.

이렇게 3개월 정도 생활하자 H씨의 증상은 눈에 띄게 좋아졌다. 몸을 가누기 힘들어서 외출 역시 자제해왔지만 이제는 남의 도움 없이도 먼 거리까지 나설 수 있었다.

가장 심했던 무릎 통증 역시 거의 사라졌다. 무엇보다도 전반적인 컨디션이 좋아져 활기찬 생활을 하고 있다.

09 암(癌)

일산화탄소 제지, 비타민 C 등 보충

 네 사람 중 한 명꼴로 걸린다는 흔한 질병이 암이다. 주변에 암에 걸린 친지가 없는 사람은 드물 것이다. 조기발견과 의학기술의 발달로 암에 걸려도 살아남는 사람은 증가했지만 여전히 무서운 병임에 틀림없다.

 요즘은 위암의 경우 조기 발견시 수술 후 5년 동안의 생존율은 95%가 넘고 위, 식도, 대장 등의 소화기암, 유방암, 자궁암 등은 일찍 발견만 하면 거의 완쾌된다. 그러나 조기발견의 기술이 향상되었을 뿐, 암을 근본적으로 치료하는 것은 현대의학의 힘으로도 불가능하다. 여전히 암은 현대의 가장 무서운 질병 중 하나이다.

 현대의학에서는 외과수술, 방사선 치료, 화학요법으로 암을 치료한다. 이 세 가지 방법이 암의 주요 치료법이며 그 외에 면역요법, 온열요법, 이식 등을 조합해 치료한다.

 백혈병이나 악성 임파종 등 화학요법이 잘 듣는 일부의 암을 제외

하면 외과수술을 주로 하며 수술 후의 전이를 막기 위해 방사선이나 화학요법을 병행한다. 방사선 치료법은 적출이 불가능할 정도로 진행된 암이나 혈액암 등에 이용한다. 중기까지의 자궁암은 외과수술을 하지만 진행중인 암은 수술이 불가능하기 때문에 방사선으로 치료한다. 그러나 방사선요법은 외과수술에 비해 치료효과가 떨어지고 방사선의 부작용에 의해 다른 암을 발생하게 할 위험이 있다.

화학요법은 백혈병, 악성임파종, 고환종양, 소아암 등에 이용된다. 백혈병은 골수이식이 마지막 치료법이다.

현대의학으로도 암의 원인은 아직 뚜렷하게 밝혀져 있지 않다. 오직 조기발견으로 절제하는 것이 최선의 방법이다. 또한 암의 차료법으로 행해지는 화학요법이나 방사선치료는 생체의 자연치유력을 해친다는 부작용이 있다.

암의 원인

유전적 소인이 있는 조직세포에 화학적, 또는 물리적 자극이 작용하여 발생한다고 하는 것이 통설이다. 세포의 유전자는 늘 여러 발암 물질에 의해 상처를 입는다. 그러나 우리 몸에 있는 수리 유전자가 이렇게 해서 생긴 상처들을 복구한다.

최근의 연구에 의하면 몸의 두 부위 이상 암이 있는 다중(多重)암 환자의 90%에게서 수리유전자의 이상을 찾아볼 수 있다고 한다. 수리유전자의 이상은 구강점액의 검사로 간단히 알 수 있는데, 발암가능성에 대해 알 수 있다.

또한 현재 발암성 물질로서 주목받고 있는 것이 활성산소이다. 활성산소는 암 억제유전자에 돌연변이를 일으켜 암을 일으킬 가능성이 높다. 활성산소는 세포내의 단백질, 지질, DNA와 RNA같은 핵산에 손상을 입힌다.

그 중에서도 DNA는 약간의 손상을 입어도 세포 내 어떤 성분보다 치명타를 입는다. 아주 낮은 농도의 과산화수소(H_2O_2)로도 여러 종류 세포의 DNA가닥을 분리시키고 암을 일으킨다.

그렇다면 몸에서 활성산소를 몰아내려면 어떻게 해야 할까. 녹황색채소에 들어 있는 베타카로틴이나 플라보노이드는 활성산소의 독성을 지운다. 원래 우리 몸에는 SDS(Superoxide Dismutase)라고 불리는 활성산소 분해효소가 있다. 그러나 흡연이나 다른 스트레스 요인 때문에 파괴되어 그 숫자가 적어지며, 나이가 먹어감에 따라 그 작용도 둔해진다.

베타카로틴, 비타민 C, E 등은 SOD와 마찬가지로 항산화작용을 가지고 있다. 담배를 많이 피우는 사람이 녹황색 채소를 더 많이 먹어야 하는 이유가 여기 있다. 활성산소는 담배, 술, 곰팡이, 배기가스, 석면 등 신체에 해로운 물질이 체내에 들어와 발생한다.

1일 25분 이상의 흡연을 하는 사람의 폐암발병률은 흡연을 하지 않는 사람보다 6~7배나 많다. 흡연자 중 녹황생 채소를 매일 먹는 사람과 그다지 먹지 않는 사람을 비교하면 녹황색 채소를 먹지 않는 사람이 폐암이 되는 확률이 압도적으로 높다고 한다.

암을 예방하려면 담배를 피우지 않는 것이 가장 좋겠지만 그럴 수 없다면 녹황색 채소라도 많이 먹는 편이 좋다.

니시건강법이 말하는 암과 치료

니시건강법은 암의 주요 원인을 체내의 일산화탄소라고 생각한다. 그렇다면 왜 체내에 일산화탄소가 증가할까? 그 이유는 피부호흡이 충분하지 못해 산소가 체내에 충분히 공급되지 못하기 때문이다.

현대인들은 신선한 산소가 부족한 환경에서 생활하고 있다. 자동차의 배기가스 등으로 인해 공기는 오염되고, 밀폐된 아파트와 건물은 공기의 순환이 순조롭지 못하다. 과도한 냉난방 때문에 피부는 인체의 조절능력이라는 본연의 기능을 잃어간다. 거기에 담배까지 피운다면 체내의 산소는 더욱 결핍된다.

특히 흔히 피우는 궐련(종이담배)은 탈 때 종이부분에서 대량의 일산화탄소가 발생해 흡연자 뿐 아니라 주위의 사람에게도 피해를 준다.

그러나 산소가 충분히 공급되면 일산화탄소는 해가 없는 탄산가스와 물로 바뀐다. 요컨대 피부호흡이 정상적으로 가동되면 암에 걸리지 않는다는 것이다.

그 밖에 체내의 일산화탄소를 증가시키는 요인은 변비와 마그네슘의 결핍을 들 수 있다. 마그네슘은 일산화탄소를 체내에서 제거하는 작용을 한다. 마그네슘 역시 녹황색 채소과 견과류, 해초류에 풍부하게 들어있다.

니시건강법에서는 암을 치료하기 위해 다음과 같은 방법을 제시한다.

① 일산화탄소의 제거

피부호흡을 활발하게 해서 체내의 일산화탄소를 몰아내야 한다. 나체요법을 집중적으로 실시한다. 신선한 외부 공기를 피부에 직접 공급하는 것이 중요하다. 전부 11번의 착의와 탈의를 하나의 싸이클로 해서 1일 8회 이상 실시한다.

② 비타민 C의 보충과 혈액 정화

비타민 C는 베타카로틴과 더불어 암 발생을 억제하는 기능을 한다. 생채소 5종류 이상을 섞어 짓이긴 생채소즙을 하루에 두 번 먹는다.

한 번 먹을 때마다 100g에서 200g씩 먹는다. 생채소즙에는 비타민 C외에도 각종 비타민과 미네랄이 균형 있게 들어있으므로 암의 치료와 예방에 좋다. 감잎차를 하루 1~2L 마시는 것도 도움이 된다.

③ 체액을 중화한다

암은 체액을 극단적으로 알칼리화한다. 삶은 채소, 엽차, 커피, 우유 등의 알칼리성 식품을 피하고 쌀, 생선, 가금류 등 약산성 식품을 섭취한다. 생채소는 알칼리성도, 산성도 아닌 중성 식품으로 체액을 중화시킨다.

또한 식물성 섬유를 풍부하게 함유하기 때문에 장의 연동운동을 촉진하고 변비를 해소한다. 냉온욕 역시 체액을 중화하는 데 효과적이다.

④ 혈행을 촉진한다

　니시건강법의 6대법칙을 꾸준히 실행한다. 식사요법과 나체요법을 계속 실행하면 우리 몸의 혈액은 깨끗해진다. 이처럼 깨끗해진 혈액을 전신으로 순환시킨다. 모관운동을 하면 효과적이다.

10 산부인과 질병

발 이상이 여러가지 여성질환 초래

 니시건강법에서는 산부인과 질환의 원인을 발의 이상에서 찾는다.

 발의 이상이 산부인과 질환을 초래한다는 사실에 의문을 품는 사람이 많을 것이다. 그러나 양발이 좌우대칭을 이루지 않으면 발이 받치고 있는 골격, 특히 골반의 위치와 형태에 이상이 온다. 그것이 자궁후굴, 불임증 등 갖가지 산부인과 질환을 일으킨다.

자궁후굴에 좋은 합장합척

월경 이상, 월경통, 자궁발육부전 등의 원인은 모두 좌우 손발이 완전 대칭을 이루지 못하는 데 있다. 또 변비 역시 산부인과 질환을 초래하는 원인이다. 합장합척 운동을 하고 숙변을 제거하면 치료에 효과적이다.

너무 조이는 옷을 입지 않고, 무릎을 가지런히 모으고 바닥에 앉는 자세를 피한다. 또 너무 높은 굽의 신발을 신지 않도록 한다.

아침 저녁 3~5분간 합장합척 운동을 한다. 척추를 중심으로 해서 좌우 양쪽의 근육과 신경을 정돈하여 몸 전체의 평형을 얻을 수 있다. 발과 골반의 불균형이 해소되어 자궁 기능이 좋아진다.

불임증에 좋은 합척법과 각력법

불임증의 원인은 자궁후굴과 여러 원인에 의한 무월경, 난소 및 난관의 염증과 유착, 자궁발육부전 등에 있다.

생수, 감잎차를 많이 마시면 도움이 된다. 생채소, 특히 상추와 밀기울을 많이 섭취하고 부부가 함께 6대법칙을 실행하면 좋다. 특히 합척법과 나체운동, 냉온욕을 하면 효과적이다.

자궁건강에 좋은 각력법이라는 운동을 소개하겠다. 각력법은 천장에 무거운 추를 줄로 매달아 두고, 누운 자세로 다리를 구부려 발바닥 위에 추를 올려놓는 운동이다. 1분에 60회의 속도로 올렸다 내렸다 한다.

처음에는 2kg정도의 추에서 시작해 1분에 60회가 가능하게 되면 조금씩 무게를 늘려 15kg까지 불려나간다. 하루에 두 번 운동한다.

이 운동을 할 때는 하루에 생채소를 300g 정도 섭취하는 것을 잊지 않는다. 이 방법은 다리를 튼튼히 해서 정력을 증진시키는 효과도 있다. 부부가 함께 운동하면 불임증에 큰 효과를 볼 수 있다.

입덧은 기어다니면 낫는다

임신 후 2~3개월이 지나면 음식에 대한 기호가 바뀌고, 속이 메스껍고 구역질이 나는데 이것을 입덧이라고 한다. 이 증상은 보통 임신 5개월까지 계속되지만 출산 때까지 계속되는 사람도 있다. 심한 경우에는 먹는 음식물마다 전부 토해버리고 두통, 불면증, 현기증, 귀울림 등의 증상을 보이기도 한다. 입덧의 치료에 살리드마이

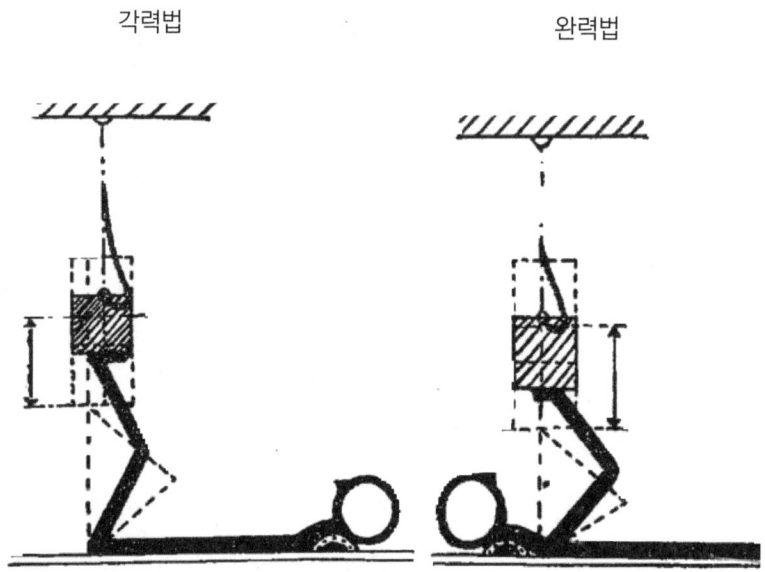

각력법   완력법

드라는 약물을 써왔지만 기형아를 낳는 등 부작용 때문에 현재는 쓰이지 않고 있다.

입덧을 낫게 하는데 효과적인 운동법이 있다. 바닥에 엎드려 무릎을 펴고 네발 자세로 기면 입덧이 낫는다. 무릎을 펴고 뒤꿈치는 바닥에 붙이고 머리는 되도록 위로 젖힌다. 오른손이 앞으로 나갈 때에는 왼발을 앞으로 내밀고, 왼손이 나갈 때에 오른발을 앞으로 내민다.

이런 자세로 방 안을 8자 모양으로 20분간 기어 다닌다. 힘들면 5분이나 10분간 하고 잠시 쉬었다가 다시 하는 방법으로 도합 20분간 운동한다. 입덧이 감쪽같이 사라진다.

무통 순산법

임신중에 합장합척법을 매일 아침저녁 두 번 거르지 않고 실행하면 쉽게 아이를 낳을 수 있다. 출산 1개월 전부터 해도 효과를 볼 수 있다. 생수와 감잎차를 많이 마시고 생채소를 섭취하며, 땀을 흘렸을 때는 잊지 않고 생수와 비타민 C를 보급해준다. 임신 중에도 6대법칙을 계속하는 것을 게을리 하지 않는다.

임산부가 운동을 하지 않으면 태아가 너무 커져서 낳는데 힘이 든다. 분만실에 들어가기 전에 감잎차를 마셔 비타민 C를 보충하고 분만실에서는 합장합척운동을 하도록 한다. 진통이 시작되면 심신을 완전히 이완하고 출산의 흐름에 자신을 맡긴다.

출산은 자연스러운 현상이며, 질병도 이상 상태도 아닌 만큼 안심하고 생명을 낳는 일에 힘쓴다. 분만기간이 길어지면 그동안 감잎차로 목을 축인다.

아기의 첫목욕

　기다리던 아기가 태어나면 통풍이 잘 되는 곳에 눕힌다. 아이가 태어나서 1시간 40분 동안은 평상 위에 발가벗기고 눕혀 놓는다. 이렇게 하면 아기의 피부기능이 활발하게 되어 심장난원공(心腸卵圓孔)이 자연스럽게 폐쇄된다. (태아인 동안에는 폐호흡을 하지 않기 때문에 생명 유지를 위해 독특한 혈액순환을 한다. 이를 위해 심장의 좌우 심방 사이에 구멍이 나 있는데 이것이 난원공이다.)
　갓 태어난 아기를 1시간 40분 동안 알몸으로 놓아두면 심장의 난원공이 완전히 막힌다. 또한 피부호흡을 도와서 아기의 피부 기능을 활발하게 한다. 이렇게 하면 심장의 난원공 개존이라는 선천성 심장병을 예방할 수 있다.
　병원에서는 아기가 출생하자마자 옷으로 피부를 둘러싸고, 따뜻한 물에 목욕까지 시킨다. 그러면 아기 피부의 기능이 나빠지고, 심장의 난원공이 완전히 폐쇄되지 않아 황달이 생기게 된다.
　1시간 40분 동안 아기를 알몸으로 눕혀놓은 뒤에 첫 목욕을 한다. 40도의 물속에서 아기의 몸을 충분히 덥힌다. 충분히 몸을 덥혀 아기의 피부가 붉은 빛을 띠게 되면 냉온욕을 시킨다. 아기의 냉온욕은 성인의 방법과는 달리 냉수와 온수의 온도차를 줄여서 한다. 다음의 요령으로 한다.

① 40도의 물속에서 충분히 몸을 덥히고 잘 씻긴다.

② 30도의 물에 1분간 담근다.

③ 40도의 물에 1분간 담근다.

물이 식지 않도록 더운 물을 조금씩 보충한다.

④ 30도의 물에 1분 동안 담근다.

⑤ 40도의 물에 1분 동안 담근다.

⑥ 30도의 물에 1분 동안 담근다.

이렇게 한 다음 수건으로 잘 닦은 뒤에 배내옷을 입힌다. 베이비 파우더나 비누는 사용하지 않는 것이 좋다. 피부의 정상적인 자정 기능을 방해하기 때문이다. 냉온욕은 매일 반복하는 것이 좋은데 날이 갈수록 찬 물의 온도를 낮춘다.

이튿날은 찬 물의 온도를 28도로 하고, 3일 째는 25도, 4일 째는 23도, 5일째는 20도, 6일 째는 18도로 한다. 그 뒤로는 더운물은 40도, 찬물은 18도로 해서 냉온욕을 계속한다. 사타구니가 짓무르는 일이 없고, 발육이 좋아진다.

육아와 이유

아이들을 키우다보면 변비 때문에 고생하는 부모가 많이 있다. 아이들의 변비는 옷을 너무 두껍게 입어 피부호흡이 나빠지는 것이 원인이다. 생수와 생채소를 많이 섭취하게 하고, 비타민 C가 부족하지 않도록 주의한다. 특히 아이가 땀을 흘렸을 경우 생수와 비타민 C보급에 신경을 쓴다.

유아에게는 생채소 5종류를 잘 으깨고 짜서 가제에 걸러 응어리가 없게 한 뒤에 세 배 정도의 물로 희석해서 먹인다. 벌꿀을 조금 섞어 모유 정도의 단맛을 내게 해서 먹이면 잘 먹는다. 생수와 감잎차를 먹이는 것도 잊지 않는다.

그렇게 하면 땀띠가 나지 않고 엉덩이가 짓무르는 일도 없다. 설탕 등 단 것을 많이 먹으면 체액을 산성화해서 병에 걸리기 쉬운 체질이 된다. 그렇다고 완전히 단 것을 먹이지 않으면 발육이 나빠질 수 있다. 단 것을 먹일 때에는 모유의 단맛 정도로 조절하여 먹이면 괜찮다.

유아의 코가 막히는 것은 영양이 과잉되거나 발이 찰 때 일어난다. 발목의 냉온교대욕을 해주면 좋다. 7개월 무렵부터는 미음을 먹이다가 만 1년째에 완전히 이유식으로 바꾼다. 이유식을 먹이지 않으면 저작운동이 부족해 두뇌 발육이 나빠진다. 미음은 차차 진하게 끓이다가 죽으로 서서히 바꾼다. 변의 횟수, 소화의 정도를 보아가며 하면 된다.

치아가 나온 다음에 고형물을 먹이도록 한다. 처음에는 음식물을 잘 으깨어서 먹이고, 생수와 감잎차, 생채소도 적당히 먹인다.

아이들 역시 아침식사를 생략하고 1일 2식을 해도 아무 해가 없다. 어떤 경우에도 아침 10시 반 이전에는 음식을 먹지 않는 편이 좋다. 다만 아이가 아침식사를 원하는 경우 무리하게 강제하지 말고, 부모의 식습관을 자연스럽게 따르게 한다.

사례

T씨 (35세, 여)

T씨 부부는 결혼하고 4년이 지났지만 아이가 생기지 않는 난임 부부다. 부인인 T씨(35세)는 전문의의 진찰을 받고 지시에 따랐으나 아이가 생기지 않았다. 그러는 사이에 시간이 지나고 노산에 대한 걱정마저 더해졌다.

T씨는 다니던 직장도 그만 두고 임신을 기다렸지만 쉽지 않았다. 불임의 원인은 대개 자궁후굴과 무월경, 난소 및 난관의 염증, 또는 자궁발육부전 등에 의한 경우가 많다. 발의 고장과 변비가 그 진정한 원인이다.

T씨 역시 하이힐을 많이 신는 버릇이 있었고 자세가 바르지 못했다. T씨는 난임에 대한 자료를 구하다가 건강신문사 책을 통해 니시건강법에 대해 알게 되었다. 6대법칙 중 특히 합장합척 운동을 열심히 했다. T씨의 남편도 함께 운동했다. 생채소즙을 만들어 부부가 함께 먹으며 체질개선에 힘썼다.

늘 피로를 호소했던 남편의 건강 역시 좋아졌다. 그러고 나서 1년 뒤 부부는 임신에 성공했다. T씨는 임신 중에도 합척 운동을 쉬지 않았고, 그 덕분인지 무사히 순산할 수 있었다. 아기가 태어나자 의사의 양해를 받아 한 시간 40분 동안 벌거벗기고 평상에 놓아두었다. 냉온욕도 꾸준히 시켜주었다. 지금 네 살이 된 아이는 또래의 아이들처럼 아토피나 잔병으로 고생하지 않고 잘 자라고 있다.

11 알츠하이머형 치매

장기능과 뇌 밀접한 관계

처음엔 전화번호나 사람 이름을 기억하지 못하는 것으로부터 시작된다. 병이 진행하면 자신의 이름도 기억하지 못하고 사랑하는 사람들조차 알아보지 못한다. 익숙한 장소에서도 길을 잃어 헤매고 일상적인 일조차 하지 못한다. 환자는 점점 인간으로서의 존엄성을 잃어가고, 지켜보는 가족들의 마음은 타들어 간다.

고령화 사회가 되어감에 따라 알츠하이머형 치매가 사회문제로 부상되고 있다. 미국의 전직 대통령 레이건 역시 2004년 이 병으로 사망했다. 그는 "나는 최근 알츠하이머 환자라는 통보를 받았다. 이 사실을 공개할 것인가에 대해 고민했지만, 이 병을 앓는 많은 환자들과 가족들을 위해 공개하기로 했다."라고 밝혀 많은 환자들과 보호자들에게 감동을 주었다.

노인성 치매증에는 '뇌혈관성 노인성 치매'와 '알츠하이머형 치매'가 있는데 알츠하이머형이 전체의 50~60%의 비중을 차지한다.

혈관성 치매는 뇌출혈이나 뇌경색 등에 의한 것으로 수족의 마비 등 신체증상이 수반되지만, 지적인 장애는 크게 나타나지 않는다.

증상

50~60세 사이에 발병하지만 최근에는 젊은 사람들에게도 발병하는 경향이 있다.

① 기억장애로부터 시작된다. 처음에는 새로운 정보를 기억하기 어려워지지만 병이 진행되면 오래 전의 기억(장기 기억)도 떠올리지 못한다.
② 물건의 이름을 떠올리지 못하고 말이나 글을 이해하는 능력이 떨어진다.
③ 세수나 옷 갈아입기, 요리하기 등 일상적인 일을 수행할 수 없다.
④ 시력은 정상인데 사물을 구별하지 못한다. 심해지면 거울에 비치는 자신의 모습도 인식하지 못하며 가족 역시 알아보지 못한다.
⑤ 시공간 능력이 떨어져 잘 아는 곳에서 길을 잃거나 집에 찾아오지 못한다. 운전자는 접촉사고를 자주 내고 길을 찾지 못한다. 더 이상 운전을 하기 어려워진다.
⑥ 판단력 저하로 책이나 연속극의 내용을 이해하지 못한다. 계산 능력이 떨어져 물건을 살 때, 돈 계산을 하지 못한다.
⑦ 초조, 불안, 공격성의 증가로 망상 증세를 보인다. 간병인의

부담이 심해진다.
⑧ 병의 초기부터 우울증상을 보인다. 전체 환자의 40~80%에서 나타난다.
⑨ 감정상태가 불안정해져 사소한 일에도 화를 내거나 울고 웃는다.

　그 외에도 밤이 되면 불안정해져 여기저기 배회하기도 하고 공격적 행동을 하기도 한다. 말기가 되면 말을 하지 못하고 스스로 움직일 수 없는 식물인간 상태가 되어 죽음에 이른다. 욕창, 골절, 근육이나 관절이 굳는 증세, 폐렴, 감염, 약물 부작용 등의 합병증이 나타나기도 한다. 발병에서 죽음까지 평균 8~12년이 걸린다.
　알츠하이머형 치매는 대뇌피질의 신경세포 자체가 소실되어 뇌가 위축되는 병이다. 두개골 속에서 뇌가 완전히 수축되어 버리는 것이다. 현대의학으로도 확실한 원인이 밝혀지지는 않았다. 최근 21번 염색체에 있는 아밀로이드 전구단백질(APP)유전자의 돌연변이가 있는 경우 65세 이전에 유전적인 경향을 보인다는 사실이 밝혀졌다.
　가족력이 있으며 나이가 많은 여성일수록 발병률이 높고, 고혈압, 당뇨, 고지혈증, 비만 등의 심혈관 위험인자들이 병에 직간접적으로 영향을 미친다.

치매의 예방법
　손을 이용한 작업을 하고, 계속해서 지적인 호기심을 가져야 한다. 집안에만 혼자 틀어박혀 있지 말고 사람들과 적극적으로 교제하면 좋다.

우리의 뇌세포 역시 나이와 더불어 사라져가서 나이가 들면 150억의 세포가 80억 개까지 줄어든다. 그러나 신경세포간의 네트워크(network)가 사라진 뇌세포를 보충해 주므로 뇌 전체의 기능은 떨어지지 않는다.

뇌의 네트워크 기능은 이처럼 나이가 먹어도 쇠퇴하지 않고 외부자극이나 학습, 운동을 통해 기능이 향상된다. 지적 호기심이라는 소프트웨어(software)와 뇌라는 하드웨어(hardware)가 서로 영향을 주고받는 것이다.

니시건강법에서 말하는 치매 치료법

앞서 말했듯이 니시건강법에서는 뇌와 장이 밀접한 관련이 있다고 본다. 뇌의 건강법 역시 여기에 기초를 두고 있다. 장의 숙변과 변비는 노화와 노쇠의 원인이다. 숙변을 제거하고 장을 건강하게 하는 방법으로 치매를 예방할 수 있다.

생수를 자주 마시고, 생야채를 먹고, 숙변을 없애는 것이 중요하다. 균형 잡힌 식생활을 하고 6대법칙을 실행하면 뇌의 혈액순환이 좋아져 뇌혈관성 치매는 물론 알츠하이머형 치매 역시 예방할 수 있다. 니시건강법을 꾸준히 실행하면 80.90세에 이르기까지 신체는 물론 정신적으로도 건강하게 생활할 수 있을 것이다.

12 간질환

과도한 식품첨가물, 단백질, 설탕 원인

병에 걸려도 그 증상이 더디게 나타나기에 침묵의 장기라 불리는 간. 간이 중요하다는 사실은 새삼 설명이 필요 없을 정도다.

최근 통계조사에 따르면 40,50대 남성 사망원인 중 3위가 간질환이며, 사망원인 1위인 암 중에서도 간암으로 인한 사망률이 가장 높았다. 또한 알콜성 간질환 사망자가 10년 사이 7배 이상 늘어나는 등 간질환으로 인한 사망이 계속 증가하는 추세다.

특히 한국인에 있어 만성 간질환(간경변, 간암)은 가장 중요한 사망 원인 중 하나로서 특히 남성의 경우 35~64세군의 간암 발병률이 인구 10만명 당 68명으로 세계적으로 높은 수준이다.

간이 하는 일

간은 인체에서 가장 큰 상기이며 무게 1.5kg의 암적갈색 삼각형 모양을 하고 있다. 간의 중요한 기능은 몸 밖에서 유입되거나 몸 안에서 생성한 각종 물질들을 가공 처리하고 중요한 물질들을 합성하여 공급하는 일이다. '인체의 물질대사의 중추' 역할을 하는 종합화학단지에 비유할 수 있겠다. 간은 체내에서 다음과 같은 역할을 한다.

① 흡수된 영양소를 신체의 요구에 맞추어 필요한 물질이나 영양소로 가공한다.

우리가 먹는 음식물은 위장관에서 소화 흡수된다. 이 때 탄수화물은 포도당과 같은 단당류로, 지방은 지방산과 글리세롤로, 단백질은 아미노산으로 분해되어 흡수된다. 분자크기가 작은 비타민과 미네랄은 그 자체로서 흡수된다. 이들은 일단 모두 간으로 운반되어 그 자체로서, 또는 다른 물질로 변화되어 다른 기관으로 보내지거나, 간에 저장된다.

② 몸에 필요한 중요한 단백질이나 화합물을 합성한다.

혈청 100ml에는 6~8g정도의 단백질이 포함되어 있는데, 이중 90%는 간에서 만든 것이다. 간은 하루에 최대 15~50g정도의 단백질을 만드는데 알부민이나 혈액 응고에 관여하는 단백질이 대표적이다. 간경변에 걸리면 혈액응고에 필요한 단백질이 부족해져 코피나 잇몸출혈의 증세를 보인다.

③ 몸에 들어온 각종 약물을 대사하여 배출한다.

몸에 들어온 각종 약물은 간에서 다른 물질로 변화되어 소변, 또는 담즙을 통해 배설된다. 알코올 역시 간에서 대사되어 분해된다. 이런 해독작용은 간의 중요기능 중 하나다. 간질환이 있는 사람들이 약물 남용을 조심해야 하는 이유가 여기 있다. 약물에서 변화한 대사산물이 약해진 간에 해를 줄 수 있기 때문이다.

④ 몸에 축적되는 해로운 물질들을 해독한다.

단백질이 대사되면 암모니아라는 유독 물질이 생성된다. 간은 암모니아를 요소로 변화시켜 체내 암모니아의 축적을 방지한다. 간질환이 심해져 간부전(肝不全) 상태에 빠지면 암모니아가 체내에 축적돼 '간성혼수'라는 위험한 상태가 된다.

⑤ 당(糖)대사를 조절하여 신체에 필요한 에너지를 공급한다.

흡수된 영양소 중 포도당은 글리코겐이라는 큰 분자로 전환되어 간에 저장되어 있다가 몸에 포도당이 부족하면 분해되어 혈류로 방출된다. 경우에 따라서는 아미노산으로부터 포도당을 합성하여 공급하기도 한다.

인체에서 포도당은 가솔린과 같은 연료역할을 한다. 신체나 두뇌 활동 뿐만 아니라 세포의 기본적인 생명 유지에는 계속 에너지가 필요하다. 간은 신체의 각 부위에 에너지를 공급하는 기능을 한다.

⑥ 담즙을 만들어 배출한다.

담즙은 지방의 소화흡수에 관여하고, 여러 물질을 외부로 배출하는 기능을 한다. 오래된 백혈구가 파괴되면 그 중 일부가 빌리루빈이라는 색소로 변화되어 담즙을 통해 배출된다. 간혹 간이나 담관에 종양이 생기면 피부와 눈의 흰자위가 노랗게 변한다. 빌리루빈이라는 색소가 배출되지 않아 황달이 생기기 때문이다.

⑦ 체내 호르몬 균형을 유지한다.

내분비 기관에서 합성된 호르몬은 인체의 각종 기능을 조절한다. 호르몬들은 간에서 화학적으로 변화되거나 배출되는데 갑상선 호르몬, 코티솔, 알도스테론 등 중요한 호르몬들이 간의 대사를 받는다. 간질환이 생기면 호르몬의 불균형이 생겨 신체 기능에 문제를 일으킨다.

⑧ 비타민과 철분을 저장한다.

비타민 A, D, B_{12} 등은 간에 저장된다. 따라서 비타민 공급이 없어도 비타민 A는 10개월, 비타민 D는 3~4개월, 비타민 B_{12}는 1년 이상 지탱할 수 있다. 철은 혈색소인 헤모글로빈을 구성하는 중요 성분인데 간에는 체내 혈액 속에 들어있는 전체 양보다 많은 철분이 '페리틴'이라는 형태로 저장되어 있다.

⑨ 혈액의 저장고 역할을 한다.

간에는 보통 450ml정도의 혈액이 저장되어 있는데 이는 전체 혈액량의 10%에 해당하는 양이다. 간은 크기가 크고, 늘어날 수 있기 때문에 인체에 혈액이 너무 많이 있을 때면 혈액을 수용하는 역할을 한다. 반대로 혈액이 부족할 때는 공급하는 역할을 한다.

약으로 인해 늘어나는 간질환

이처럼 간은 인간의 건강에 가장 중요한 기능을 하고 있다. 그러나 최근 간질환이 격증하는 등 현대인의 간건강은 위협받고 있다. 간질환에는 바이러스성 간염, 혈청 간염, 만성 간염, 지방간 등 여러 가지가 있다. 특히 최근 약물에 의한 간질환이 증가했다.

약물에 의한 간질환은 중독성 간염이라고도 불린다. 중독성 간염은 항생물질, 항결핵제, 당뇨병 치료제, 혈관강화제, 진통제 등에 의해 일어난다. 현대의학에서 일상치료에 쓰는 약의 태반이 간에 장해를 주는 것이다.

더욱 아이러니한 사실은 소위 간장을 보호하는 약인 그룬산, 치옥트산 등이 실은 간질환에 아무 효과도 없고 오히려 간에 장해를 일으킨다는 것이다. '간장약'이 실은 '간장독'이었던 셈이다.

간은 약뿐 아니라 음식물과 함께 체내에 들어오는 농약, 식품첨가물 등 유독한 화학물질을 해독하는 역할도 한다. 이런 유독한 화학물질, 알콜, 니코틴, 흰설탕, 동물성 단백질과 지방이 많으면 많을수록 간장은 과로할 수밖에 없다.

간질환의 증상

쉽게 피로하고 기운이 없으며 입맛이 없어진다. 남성의 경우 성욕이 감퇴하고, 여성은 생리가 불순해진다. 속이 메스꺼워 자주 토하고, 설사와 변비가 생기기도 한다.

또 간질환 특유의 증상으로 황달이 있다. 황달은 간기능에 장해가 생겨 담즙 색소인 빌리루빈이 담즙 중에 배설되지 않고 혈액 중에 남아 있기 때문이다.

간경변은 간세포의 손상이 지속되어 간에 흉터가 쌓이면 발병한다. 간에 흉터가 과도하게 쌓이면 간으로 혈액이 들어오는 것이 힘들어져 간문맥압(刊門脈壓)이 증가하고 복부의 혈관이 서서히 부풀어 오른다.

소장에서 흡수한 영양분을 많이 지닌 혈액을 간으로 운반해 와서 가공하거나 저장하는 혈관이 바로 문맥이다.

간으로 들어가는 혈액의 80%는 문맥혈이다. 간경변증 때문에 이 문맥혈의 순환상태가 나빠지기 때문에 복수가 차게 된다. 간에 혈액이 흘러들어가지 않기 때문에 혈관을 따라 울혈이 생기고 수분이 복강에 배어나와 고이는데 이것이 복수이다.

또한 간에 피가 흐르지 않고 산소공급이 되지 않으므로 간세포가 죽게 된다. 세포가 죽으면 혈관의 상태가 점점 나빠지는 악순환을 되풀이해 전신이 마르고 복수가 고여 배만 불러온다.

한편 울혈된 혈액은 먼 길을 돌아 심장에 들어가려고 하기 때문에 여기저기에서 정맥이 부풀어 오른다.

식도 하단의 정맥이 부풀어 오르는 일도 있는데 이것이 파열되면 피를 많이 토한다. 증상이 심하면 사망하기도 한다. 해독기능이 떨어져 혈액 중의 암모니아가 불어나면 그것이 뇌로 들어가 간성혼미(肝性昏迷)를 일으켜 죽게 된다.

니시건강법의 치료

　간경변의 진행은 대단히 늦다. 병이 악화되기까지는 10년 정도의 시간이 걸린다. 그러나 일단 복수가 생기면 생명이 위험할 정도로 악화되어간다. 간에 좋다는 약물이 시중에 나돌지만 그것들은 효과가 없을 뿐 아니라 간에 유해하기까지 하다. 현대의학에서는 영양 불균형과 간염 등으로 간에 상처가 쌓이는 것을 그 원인으로 본다.
　또 현대의학에서는 술을 많이 마신다고 해서 반드시 간경변으로 발전하지는 않는다고 여긴다. 그보다 나쁜 것은 술을 마시고 다른 영양섭취를 하지 않는다는 것에 있다는 것이다. 그러나 과거에 비해 많은 영양을 섭취하는 현대에 오히려 간경변 환자가 늘어나는 이유는 무엇일까.
　니시건강법에서는 향신료, 인공감미료, 인공착색제, 인스턴트 식품을 장기간 먹는데서 간질환의 원인을 찾고 있다. 술과 흰설탕도 간건강에 좋지 않은데 이들이 간의 글로오뮈를 파괴하기 때문이다.
　간은 당분을 글리코겐으로 저장하기 때문에 당분이 많을수록 과로하게 된다. 특히 흰설탕을 과잉섭취하면 간질환을 일으키는 원인이 된다. 당분 뿐 아니라 단백질과 지방분 등의 영양분을 과잉섭취하면 간의 피로를 가져오고 이것이 지속되면 간질환의 원인이 된다.
　또 간세포는 문맥을 비롯하여 많은 혈관망에 의해 둘러싸여 있다. 따라서 정맥이 팽창하고 이완할 때마다 간기능에 장애가 생긴다.

옷을 두껍게 입으면 피부 정맥이 지나치게 부풀어 오르는데 이는 간기능에 해롭다.

결과적으로 과다한 영양 섭취와 두꺼운 옷을 입는 것이 간기능에 결정적인 해를 입힌다.

술과 흰설탕의 과잉섭취를 피하고, 이런 것을 섭취할 때마다 감잎차와 생수를 마셔야 한다. 인공감미료와 향신료, 인공 착색제 역시 간건강에 좋지 않다.

간경변증의 경우 단식요법, 나체요법, 냉온욕이 효과적이며 복수가 찼을 때에는 된장 찜질이 탁월한 효과를 보인다.

13 전염병에 걸리지 않는 생활법

수분, 염분, 비타민 C 등 충분히 보급

똑같은 결핵균에 노출되어도 어떤 사람은 결핵에 걸리고 어떤 사람은 건강하게 지낸다.

이처럼 병원균이 체내에 들어가도 모든 사람이 병에 걸리는 것은 아니다. 그러나 사람들은 모든 전염병이 병원균에 의해 일어난다고 생각한다. 그러나 병원균이 들어가도 우리 몸이 거기 저항할 수 있다면 병에 걸리지 않는다.

니시건강법은 체질을 개선함으로써 전염병에 걸리지 않는 생활방식을 제안한다.

전염병에 걸리는 진정한 원인

　전염병의 진정한 원인은 병원균이 아니라 병원균이 번식할 수 있는 체질에 있다. 현대인의 생활방식은 몸이 지닌 면역력을 없애고 있다. 이처럼 몸이 약해져있을 때 마침 병원균이 침입하면 사람들은 병에 걸린다. 병에 따르는 오한, 발열, 설사와 같은 증상은 앞서 말했듯이 인체의 자가치유행위다. 거기에 따라 적절한 보충을 해주면 병은 낫는다.

　현대인의 잘못된 생활방식은 구체적으로 무엇일까. 음식을 조리해서 섭취하고, 두꺼운 옷을 입어 피부의 기능을 떨어뜨리는 것이 가장 큰 원인이다. 노동으로 땀을 흘린 뒤 체내에 수분, 염분, 비타민 C를 보충하지 않는 것 역시 병에 걸리는 원인 중 하나다.

　수분의 부족은 변비를 가져오고 소화기에 궤양을 일으킨다. 또 신장 기능을 떨어뜨려 요독증의 원인이 되기도 한다. 땀을 흘린 뒤, 보충을 하지 않는 것이 이처럼 연쇄적으로 많은 병을 가져온다.

　또 체내에 염분이 부족해지면 소화기관의 장해와 신경염을 일으키고 발에 문제를 일으킨다. 발에 문제가 생기면 몸에 열이 생겨 심장, 신장, 혈관의 장해를 가져온다. 또 이것이 수분, 염분, 비타민 C의 부족을 초래한다. 비타민 C가 부족해지면 피하출혈이나 괴혈병에 걸리기 쉽고, 혈관 순환기에도 나쁜 영향을 끼친다.

　이런 여러 원인이 상호 작용하면 병원균에 대한 살균력과 저항력이 떨어진다. 이런 상태에서 체내에 병원균이 들어 왔을 때 우리 인체가 대항하지 못함으로써 병에 걸린다. 자연치유력이 약화되었기 때문에 병원균의 독소가 아직 적을 때에 처리하지 못한다. 병원균은 크게 번식하고 증상이 격심해진다.

따라서 설령 심한 증상이 나타나도 그것은 우리 신체가 치료하는 과정이라고 여겨야 한다. 증상에 따른 조치를 충분히 취하면 반드시 건강을 회복할 수 있다. 땀을 흘리는 증상을 보이면 수분을 공급하고, 비타민 C와 염분을 적절히 보충하면 된다.

소화기 전염병(콜레라, 장티푸스 등)

소화기 전염병의 근본 원인은 변비이다. 평소 생수나 감잎차를 하루에 2L씩 마시면 변비에 걸리지 않는다. 설령 병원균이 들어와도 금방 살균되어 번식할 수 없다. 또 조금 번식되어도 장이 건강하므로 즉시 설사로 배설해 버린다.

설사를 했을 때에는 생수를 충분히 마셔 잃은 수분을 보급해 준다. 이렇게 하면 얼마 뒤에 설사가 멈추고 몸이 회복된다. 식사를 1~2회 끊고 생수를 충분히 마시면 심한 설사도 반드시 회복된다.

평소에 아침식사를 먹지 않고 1일 2식으로 생활하며, 생수와 감잎차를 충분히 마신다. 청정한 채소를 먹어 숙변을 제거하고, 폭음과 폭식을 조심하면 소화기 전염병은 막을 수 있다.

열성 전염병(감기 등)

열성 전염병에 걸려 열이 날 때에는 발열 후 4시간에서 10시간 이내에 각탕법을 해서 땀을 충분히 흘리고 체내의 독소를 배출한다. 그러고 나서 수분, 염분, 비타민 C를 충분히 보급하면 얼마 뒤에는 열이 내린다.

평소에 냉온욕과 나체요법을 해서 피부 기능을 정상으로 돌려놓는다. 발의 고장과 변비 역시 열성 전염병에 취약하게 만드는 요인이니 해결하도록 한다. 또 옷을 얇게 입어 피부를 충분히 공기와 접하도록 하면 열성 전염병에 걸리는 일은 없다.

세계 최장수국 일본의 무병장수 비법
니시 건강법

초 판 발행 | 2006년 09월 20일
개정판 1 쇄 | 2013년 06월 17일
개정판 2 쇄 | 2021년 03월 10일

저 자 | 와다나베 쇼
편 역 | 김홍국 · 윤승천

발행인 | 윤 승 천
발행처 | (주)건강신문사
등록번호 | 제 25100-2010-000016호

주소 | 서울특별시 은평구 가좌로 10길 26
전화 | 02)305-6077(대표)
팩스 | 02)305-1436 / 0505)115-6077

ISBN 978-89-6267-057-8 (03510)

정가 15,000원

인터넷건강신문 | www.kksm.co.kr / www.kkds.co.kr
한국의첨단의술 | www.khtm.co.k

*잘못된 책은 바꾸어 드립니다.
 이 책에 대한 판권과 모든 저작권은 모두 건강신문사측에 있습니다.
 허가없는 무단인용 및 복제 · 복사 · 인터넷 게재를 금합니다.

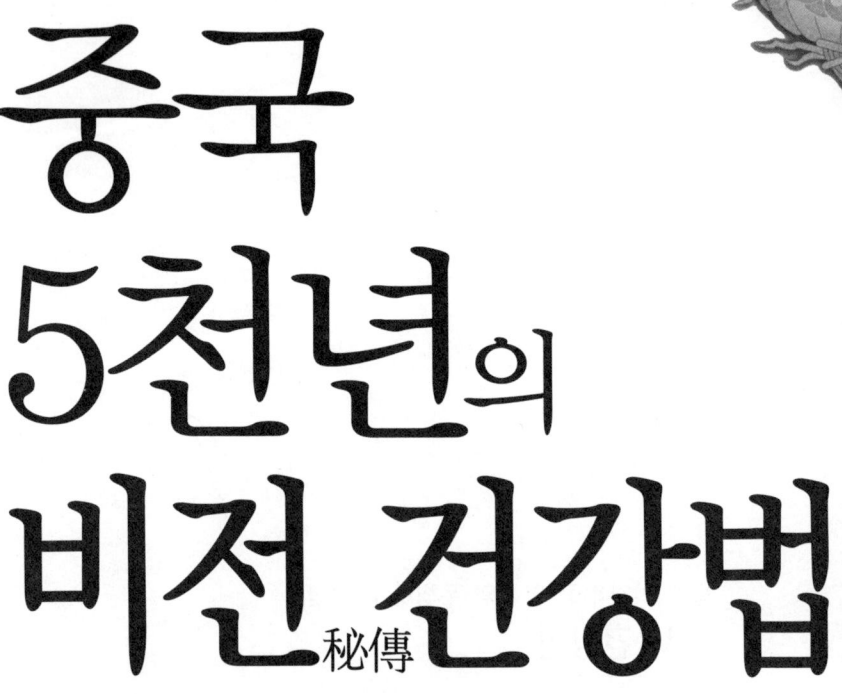

중국 5천년의 비전秘傳 건강법

– 13억 중국인의 민간비법

윤승천 편저

가정에서 쉽게 만들수 있는 강정요리,
놀라운 생활건강비법,
청춘을 돌려주는 호흡과 마찰,
명차와 명주 건강법

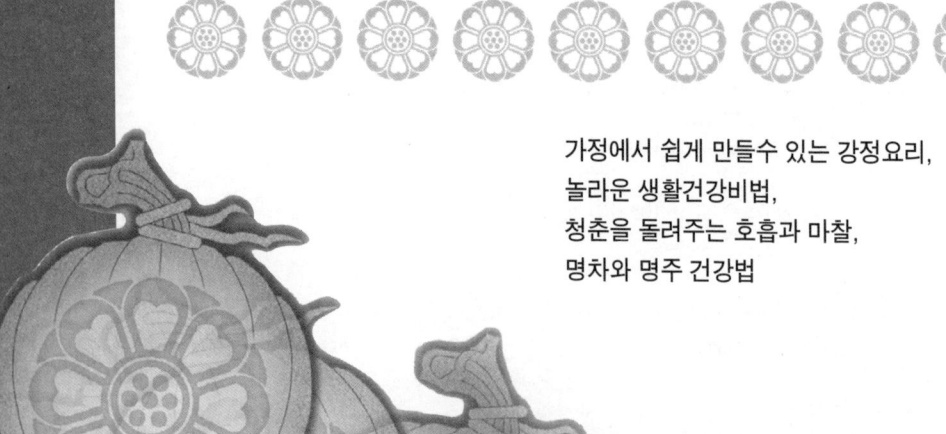

건강신문사
www.kksm.co.kr

2개월 시한부
말기간암을 고치고
28년째 살고 있는 김응태씨의

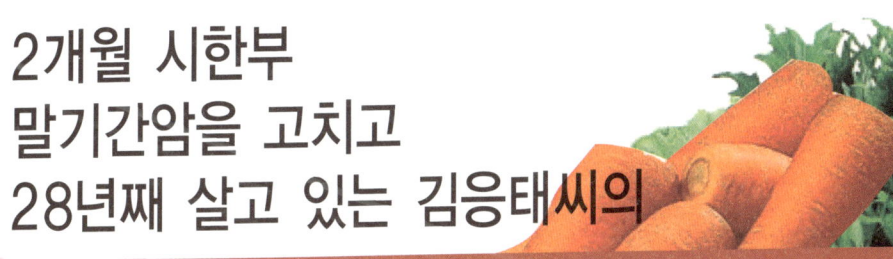

간질환(간염, 간경화, 간암) 고치는
기적의 식이요법

김응태 지음

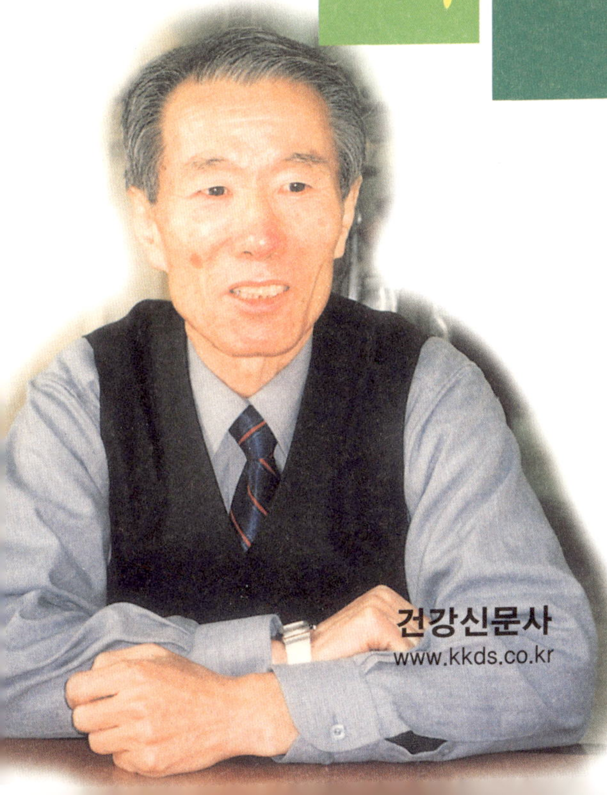

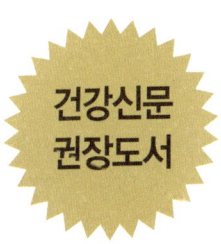

건강신문
권장도서

건강신문사
www.kkds.co.kr

전세계 자연의학의 선구자 폴씨브래그 박사의 강력한 신경력 증진법!

중추신경 자율신경 강화법

신경쇠약·자율신경실조증·우울증·갱년기장애·만성피로·긴장·신경과민·근심·걱정·불안·공포·두려움·공황장애·불면증·스트레스·노이로제·강박증·각종 신경성 증후군·의기소침·정신질환·알콜·마약중독·변비·정서불안정·틱장애·주위산만·정신지체·정신박약·자가면역질환 등의 **강력한 자가치료 및 예방법**

폴씨브래그 박사 저
한국자연건강학회 회장 **김태**
의료평론가 **윤승천** 번

스스로 몸과 마음을 고치는 자연의 법칙

이 책을 읽게 되면 귀하도 건강·장수·행복을 누리는 삶의 기술을 터득할 수가 있다

건강신문사
www.kksm.co.kr

김영사
www.kksm.co.kr

요즘 현대의학계에 떠오르는 중요한 화두는 면역

다른 생체기관에 비해 잘 알려지지 않은 면역계를
지금까지 현대의학이 다루기 꺼리고 건강관리 사각지
대로 남겨왔던 데에서 해결방법과 예방 매직이 있다.
우리가 무심결에 접하는 해독제와 치료제에 매달리지
말고 체내의 자연치유력을 믿어야 정확한 대응책이
있다.

면기 · 감기와 · 기침감기 · 감기몸살 · 해열제
기관지염 · 편도선염 · 아이들감기
폐렴 · 급성폐렴 · 소아당뇨

역자 · 홍익포제자 김정동 지음

면역력이 높다
건강이 "밝다" 지금

면역력이 모든 것,
그래서 우리가 꼭 알아야 되는 건
다시 쓰는 감기의 신화 新話

건강사랑
kksm.co.kr

박수 길 발
원광대학교 한의과대학 교수·한국발반사건강학회 회장

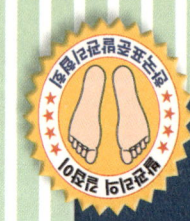

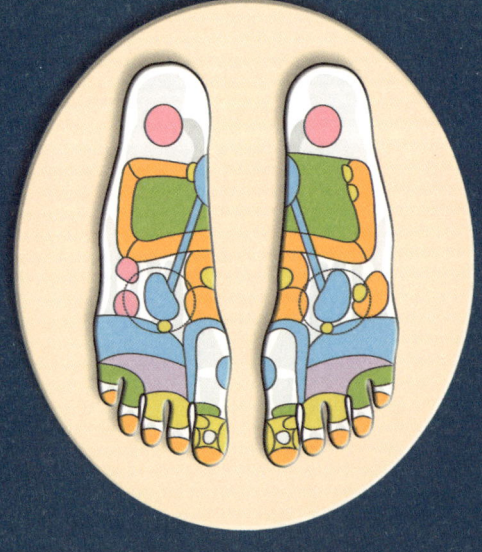

웰빙시대를 맞아 꼭 알아두어야 할 발건강 지식

건강 발 마사지

양생 · 효능

남녀노소 누구나 12가지이상
발건강 · 발마사지기 활용 수 있다